门诊处方大全

陈同林
廉宏伟 主编

YNK 云南科技出版社
·昆明·

图书在版编目（ＣＩＰ）数据

门诊处方大全 / 陈同林，廉宏伟主编 . -- 昆明：
云南科技出版社，2024. 7. -- ISBN 978-7-5587-5710-5

Ⅰ . R451

中国国家版本馆 CIP 数据核字第 2024T2U808 号

门诊处方大全
MENZHEN CHUFANG DAQUAN

陈同林　廉宏伟　主编

出 版 人：温　翔
责任编辑：代荣恒
特约编辑：郁海彤　安中玉
封面设计：张耀乾
责任校对：孙玮贤
责任印制：蒋丽芬

书　　号：ISBN 978-7-5587-5710-5
印　　刷：三河市燕春印务有限公司
开　　本：710mm×1000mm　1/16
印　　张：16
字　　数：230千字
版　　次：2024年7月第1版
印　　次：2024年7月第1次印刷
定　　价：59.00元

出版发行：云南科技出版社
地　　址：昆明市环城西路609号
电　　话：0871-64192481

前　言

在浩瀚的医学知识宝库中，中医药学作为一门深奥的学科，蕴含着丰富的医学智慧。医生的职责不仅限于研究各类疾病的发病机制和治疗方法，更要将专业知识转化为实际的医疗行为，从而为患者提供最有效、最切实的治疗方案。

医生在面对患者的时候，不仅要关注疾病本身的诊断与治疗，更需要关注患者的健康状况，将中医与西医的治疗手段有机地结合起来，为患者开具与临床诊断相符的处方。可以说，在医生与患者之间，门诊处方扮演着重要的角色。处方是一份医学知识的应用，也是医生与患者之间沟通和治疗的桥梁。在处方中，医生的智慧和责任得以集中体现。

对于患者而言，医生需要根据其具体的情况，综合考虑多种因素，包括病情严重程度、药物相互作用可能性、患者过往的药物过敏史等，从而制订出更加合理、更加安全、更加有效的治疗方案。诊断的过程中，需要丰富的医学知识作为支撑，更需要医生扎实的经验和敏锐的判断力。

目前，我国患者面临着巨大的医疗花费问题，加之药源性疾病和耐药致病菌的不断增加，甚至出现了严重的药物资源浪费现象，这已经成为社会广泛关注的焦点。这种现状不仅给患者带来了沉重的经济负担，也在相当程度上影响了医疗体系的可持续发展。特别是对于门诊一线的医疗卫生人员来说，由于工作繁重、精力投入大，因此影响了他们的职业热情和工作效能。

本书旨在成为广大一线医护人员的得力助手，通过提供实用有效的治疗方案，以减轻他们的工作量并缓解工作压力。我们深知医护人员需要频繁查阅大量医学文献，这一过程耗时耗力。因此，本书以简明易懂、便于操作的风格编写，旨在为医护人员提供工作上的便利，让他们能更专注于患者的需求，从而提高工作效率，减轻工作负担。

本书共分为15章，详细涵盖了以下医学领域：外科（包括感染性疾病、风湿性疾病、神经系统疾病、血液系统疾病、呼吸系统疾病、循环系统疾病、泌尿系统疾病、消化系统疾病等子分类）、儿科、妇科、男科、骨伤科、皮肤科、五官科。书中详细介绍了139种常见疾病的中西医结合治疗方案及常用处方，旨在为医学专业人士和学生提供全面的临床参考。

本书的编写，我们致力于为医学人员提供一本综合、可靠的参考书籍，同时也是为了推广和传承中西医结合的临床治疗经验，让医生们能够更加自信地面对临床挑战，为基层医疗工作者提供专业、可靠、优质的服务，以期为医疗事业的发展作出显著的贡献。

由于本书所涵盖的内容涉及中医、西医两种医学理论和专业知识，加之编者水平有所局限，书中难免会有一些疏漏之处。因此，我们诚恳地邀请读者对书中的内容提出批评和指正。非常感谢各位读者的支持与理解！

廉宏伟

目 录

第一章　外科疾病

第二章　儿科疾病

第三章　妇科疾病

第四章　男科疾病

第五章　骨伤科疾病

第六章　皮肤科疾病

第七章　五官科疾病

目 录

第八章　感染性疾病

第九章　风湿性疾病

第十章　神经系统疾病

第十一章　血液系统疾病

第十二章　呼吸系统疾病

第十三章　循环系统疾病

第十四章　泌尿系统疾病

第十五章　消化系统疾病

第一章

外科疾病

第一节 烧 伤

烧伤是一种由火焰、灼热气体、液体、固体、电与放射线或化学物质作用于人体而引起的损伤。烧伤,中医称为水火烫伤,从中医的角度看,其病机主要涉及气血和阴液的受损。

根据烧伤深度,将烧伤分为Ⅰ度、Ⅱ度、Ⅲ度:Ⅰ度烧伤,烧伤皮肤红肿疼痛,局部有灼热感,并有少量液体渗出。Ⅱ度烧伤,烧伤皮肤出现水疱,局部有灼热感,创面渗出液体较多。Ⅲ度烧伤,创面呈苍白或焦黄炭化、黑色焦痂,表面干燥无渗液,痛觉消失。

处方1 紫 霜

【方 药】紫草90克,白芷、金银花、大黄各60克。

【用 法】将上药分别制成"水包油"性质的乳化剂,搽药前,先进行清创和引流,彻底剪除腐皮;再将紫霜涂敷涂在创面,其厚度不低于5~8毫米,并包扎好四肢,每隔2~3日换药1次。

【适应证】适用于较大面积的Ⅱ度烧伤。

处方2 虎枣涂剂

【方 药】酸枣树皮、虎杖各500克,冰片9克。

【用　法】将上药加水 5000 毫升煎煮，浓缩至 500 毫升。等过滤后再加入冰片，装瓶密封采取高压消毒。对Ⅰ度、Ⅱ度烧伤面积较小者，将药液直接涂于创面，每日 10~15 次。

【适应证】适用于大面积烧伤。

处方 3　复方虎杖酊

【方　药】虎杖、黄柏各 1 份，地榆、榆树皮内层皮各 2 份。

【用　法】将上药粉碎后，过 80 目筛，然后混匀。药粉可以按照每克兑入 2 毫升 95% 乙醇的比例浸泡 1 周。之后，滤出药汁；剩余的药粉也用同样的方法加入乙醇浸泡 1 周。接着，对混合物进行加压过滤。将两种液体混合均匀后，装入 500 毫升的无菌瓶内备用。治疗前，先进行清创，再将此药喷洒于创面。每隔 2~4 小时 1 次，等次日可以减少喷药次数，每日 3~6 次即可。

【适应证】适用于Ⅱ~Ⅲ度烧伤。

处方 4　外用消炎药物

【药　名】磺胺嘧啶银乳膏

【用　法】局部外用，直接涂于创面或将乳膏制成油纱布敷用，每日 1 次。

【适应证】预防和治疗轻度烧烫伤继发创面感染。对磺胺类药物及银盐过敏者禁用。孕妇及哺乳期妇女慎用。

处方 5　促进创面愈合药物

【药　名】重组人表皮生长因子凝胶

【用　法】需清洁创面后涂抹，每日 3~4 次。

【适应证】促进创面愈合，适用于烧伤引起的皮肤受损。

第二节 冻 伤

冻伤是人体在遭受低温侵袭时产生的病理生理反应之一,其过程涉及严重的血管痉挛和血液循环障碍。冻伤,中医称为冻疮,多由元气虚弱、寒邪外袭所致,其病程与气温的极端变化密切相关。

冻疮多发生在冬季或寒冷气候,通常情况下,冻伤更易发生在手背、手指、足趾、足跟、外耳廓、面颊等人体暴露的部位。冻伤病初阶段表现为局限性红斑,呈现暗红色或紫色肿块,轻微触痛或发痒,有时突然加重。

处方1 桂枝汤

【方　药】桂枝、芍药、生姜各9克,甘草6克,大枣50枚。

【用　法】将上药加水850毫升后同煎,经用武火煎沸后,再改为文火续煎20分钟,取药汁450毫升。一次口服,每日1剂。

【适应证】适用于冻伤属寒邪外袭证。

处方2 桂枝当归饮

【方　药】当归12克,桂枝、芍药各10克,生姜、甘草各5克。

【用　法】将上药加水800毫升同煎,先用武火煎沸,再用文火续煎30分钟,取其汁一次口服,每日1剂。

【适应证】适用于冻伤属元气虚伤或寒邪外袭证。

处方3 黄芪桂枝五物汤

【方　药】黄芪、生姜各12克,桂枝、芍药各10克,大枣15克。

【用　法】将上药加水800毫升后同煎,先用武火煎沸,后用文火续煎30分钟,取药汁400毫升,一次口服,每日1剂。

【适应证】适用于冻伤属元气虚弱、复感外邪证。

处方 4 消毒液

【药　名】聚维酮碘, 氯己定。

【用　法】在温水中加入以上消毒液, 浸泡, 可每日多次。

【适应证】适合有伤口的冻伤; 减少伤口感染, 减少蜂窝织炎发生率。

处方 5 抗生素

【药　名】阿莫西林, 甲硝唑。

【用　法】阿莫西林, 0.5 克 / 次, 每日 2~3 次; 甲硝唑, 0.5 克 / 次, 每日 2~3 次。口服 5~7 日。

【适应证】青霉素过敏者禁用; 甲硝唑对厌氧菌有效, 适合深部组织坏死者。

第三节　丹　毒

　　丹毒大多数是由乙型溶血性链球菌引起的急性感染性皮肤病。多见于下肢或面部, 尤其在足癣患者中更为常见。丹毒发病之初伴有畏寒和发热症状, 皮肤病变呈片状红斑, 色泽鲜红, 边界清楚, 并伴有轻度隆起, 会产生局部的烧灼痛感。

　　丹毒, 中医称为抱头火丹、内发丹毒、赤游丹, 多由湿热毒邪引起, 可影响皮肤表层、皮下组织大淋巴管及其周围软组织。此病多发生在年轻人、老年人、过劳者、有淋巴水肿和慢性皮肤溃疡的人群, 其中女性更为常见。

处方 1 五神汤

【方　药】野菊花 20 克, 川牛膝、紫花地丁、茯苓、车前子各 10 克。

【用　法】将上药加水 600 毫升同煎, 每剂水煎滤汁 400 毫升分 2 次口服。每日 1 次, 以连用 8~10 剂为宜。

【适应证】适用于湿热下注型丹毒。

处方 2　野菊丹皮汤

【方　药】野菊花、土茯苓各 30 克，牡丹皮、赤芍各 10 克，生甘草
　　　　　5 克。

【用　法】将上药加水 600 毫升同煎，每剂水煎 2 次，取药汁一次顿
　　　　　服。每日 1 次，连服 6~10 剂为 1 个疗程。

【适应证】适用于肝火郁结型或湿热下注型丹毒。

处方 3　板蓝牛蒡汤

【方　药】板蓝根 50 克，马齿苋 100 克，野菊花 30 克，牛蒡子 15 克。

【用　法】将上药加水 800 毫升同煎，先以武火煎沸，再改文火续煎
　　　　　30 分钟。滤取药汁一次口服即可。每日 1 次，连服 6 剂为 1
　　　　　个疗程。

【适应证】适用于风火邪毒型丹毒。

处方 4　抗感染药物

【药　名】阿莫西林

【用　法】口服，0.5 克 / 次，每日 2 次，2 周 1 个疗程。

【适应证】适用于溶血性链球菌感染引起的丹毒。青霉素过敏者慎用，
　　　　　可更改为大环内酯类药物，如红霉素。

处方 5　外敷药物

【药　名】硫酸镁溶液，呋喃西林溶液。

【用　法】外敷。

【适应证】适合肿胀的丹毒病变。

第四节　疖　痈

疖痈是由金黄色葡萄球菌感染引发的多个相邻毛囊和皮脂腺急性化脓性炎症。其损害特征在于局部红肿热痛的显著浸润，炎症中央可能会出现坏死而形成脓栓。疖痈好发于颈、项、腰背等部位，还可能会伴有高热、寒战等全身性中毒症状。

从中医的角度看，疖痈多由过食膏粱厚味、湿热火毒内生，阴虚内热，复感外邪，或热毒阻塞经络所致。轻者可能仅表现为局部皮肤疼痛、红肿，无全身症状。在症状加重的情况下，还可能会出现畏寒、发热、食欲不佳等全身症状。

处方 1　创愈膏

【方　药】黄芪、黄柏、干姜粉各 30 克，大黄 10 克，黄连 20 克，樟脑、冰片、铅粉各 6 克。

【用　法】将上药研磨成细末，过 120 目筛，加入适量的凡士林，搅拌均匀，直至调制成药膏状。治疗时，先用生理盐水冲洗疮面，按疮面大小把药膏均摊在无菌纱布上面，以药膏覆盖疮面后，以胶布进行固定。每隔 1~2 天换药 1 次。

【适应证】适用于各种疖痈。

处方 2　蒲丁汤

【方　药】蒲公英、紫花地丁、苍术各 9 克，黄柏 6 克。

【用　法】将取上药加水 700 毫升煎服，先用武火煎沸，后改文火续煎 30 分钟，其药汁一次服下，每日 1 剂。

【适应证】适用于湿热证脓疱疮，局部脓疱密集、潮红，伴发热、口渴、便秘等。

处方 3 银芷消疮汤

【方　药】金银花 30 克, 白芷 9 克, 当归、丹参各 12 克, 甘草 6 克。

【用　法】将上药加水煎煮, 轻者每日 1 剂, 重者每日 2 剂。

【适应证】适用于各种疮痈。

处方 4 抗感染药物 1

【药　名】复方磺胺甲噁唑

【用　法】口服, 0.8 克 / 次, 每日 2 次, 至少使用 1 周。

【适应证】适用于敏感菌引起的感染。磺胺过敏者禁用, 若口服效果欠佳, 立即换药或者静脉输液治疗。

处方 5 抗感染药物 2

【药　名】阿莫西林

【用　法】口服, 0.5 克 / 次, 每日 2 次, 至少使用 1 周。

【适应证】青霉素过敏者禁用, 若口服效果欠佳, 立即换药或者静脉输液治疗。

第五节　雷诺病

　　雷诺病是一种发作性肢端动脉痉挛综合征, 通常与血管神经功能紊乱有关。它主要由小动脉痉挛所致, 症状表现为阵发性肢端皮肤发白、发绀和潮红, 以前臂和手指最为常见, 且以 20~40 岁的女性更为多见。

　　从中医的角度看, 雷诺病主要涉及肢体末梢的寒冷感和血脉运行的不畅。此病常见于秋冬季, 其发病机制主要与寒冷天气引发的血管痉挛有关, 导致血液循环受阻, 尤其是在手指和脚趾等肢体末梢部位。

处方 1 舒脉酒

【方　药】炙黄芪、丹参各 500 克。

【用　法】将上药加酒 1000 毫升同泡，再制成含乙醇 10% 的药酒，每次取 50 毫升口服，每日 2 次，连用 3~6 周。

【适应证】适用于湿热型雷诺病。

处方 2 姜附汤

【方　药】制附子 10 克（先煎 2 小时），干姜、葱白各 15 克。

【用　法】将上药加水 600 毫升煎煮，先用武火煎沸，再改用文火续煎 20 分钟。取其药汁 400 毫升，一次口服，每日 1 剂。

【适应证】适用于阴寒型雷诺病。

处方 3 四妙勇安汤

【方　药】金银花 20 克，玄参、当归各 15 克，生甘草 6 克。

【用　法】将上药加水 500 毫升同煎，先用武火煎沸，再用文火续煎 20 分钟，取其药汁一次口服，每日 1 剂，连服 6~8 剂为 1 个疗程。

【适应证】适用于湿热型雷诺病。

处方 4 钙通道阻滞剂

【药　名】硝苯地平控释片

【用　法】口服，30~60 毫克 / 次，每日 1 次。

【适应证】适用于尚无指尖萎缩者，该药使血管扩张，会引起血压降低，需监测血压。

处方 5 影响交感神经活性药物

【药　名】利血平

【用　法】口服，0.1毫克/次，每日1次。

【适应证】适用于指尖萎缩但无开放性溃疡者，该药会引起血压降低，需监测血压。

处方6　前列腺素

【药　名】前列地尔

【用　法】静脉滴注，注射用前列地尔40微克溶于50~250毫升生理盐水，2小时滴完，每日2次，3~5日为1个疗程。

【适应证】适用于缺血严重，皮肤呈青色，指（趾）端开放性溃疡或坏死者。过敏者慎用。

第六节　静脉曲张

　　静脉曲张是指由于血液淤滞、静脉管壁薄弱等因素，导致静脉迂曲、扩张。身体多个部位的静脉均可发生曲张，其中下肢静脉曲张最为常见的一种表现，通常与遗传、性别、年龄、生活方式等因素相关。

　　静脉曲张的病因和发病机制涉及多个方面，其中潜在的机制包括静脉壁先天发育不良和引起静脉压力增高的各种因素，两者相互促进，最终导致发生静脉曲张。此外，静脉血液淤滞也是导致曲张的重要因素。

处方1　祛腐生肌散

【方　药】海螵蛸、蜈蚣各100克，另包紫金牛200克（甘草可代）。

【用　法】将前两味药物研为粉末，装瓶加盖。取紫金牛20克，水煎取液洗疮面。洗后取药粉适量，加麻油调糊敷疮面，以纱布固定，每1~2天换药1次。

【适应证】适用于静脉曲张伴有溃疡。

处方 2 静脉曲张舒缓汤

【方　药】炙黄芪 15~30 克，党参、当归、柴胡、川牛膝、桃仁、红花、牡丹皮、山栀子、宣木瓜、炒白术、川芎、白芍、茯苓各 10 克，熟地 15 克，桔梗、升麻、陈皮、甘草各 6 克。

【用　法】将上药水煎 2 次，分 3 次服，每日 1 剂，30 剂为 1 个疗程。善后制丸药服，3 个月为 1 个疗程。

【适应证】适用于下肢静脉曲张。

处方 3 活血渗湿汤加减

【方　药】丹参、赤芍、当归、金银花各 15 克，黄芩、桃仁各 12 克，独活、甘草各 6 克。

【用　法】将上药用水 300 毫升煎煮，浓缩汁至 240 毫升。一次口服，每日 1 剂。

【适应证】适用于下肢深静脉炎。

处方 4 静脉活性药物

【药　名】地奥司明片

【用　法】口服，0.45 克 / 次，每日 2 次。

【适应证】适用于治疗静脉淋巴功能不全相关的各种症状。若出现胃肠道不适，可考虑停药。过敏者及哺乳期妇女慎用。

处方 5 改善循环药物

【药　名】迈之灵

【用　法】口服，0.3 克 / 次，每日 2 次。

【适应证】适用于轻度静脉曲张，可以延缓疾病进展。

处方 6 抗凝药物

【**药　名**】利伐沙班

【**用　法**】口服，10毫克/次，每日1次。

【**适应证**】适用于有高凝风险的患者，需警惕出血风险。

第七节　毒蛇咬伤

　　毒蛇咬伤是一种对劳动人民危害十分严重的虫伤性疾病，它通常是由毒蛇咬伤所导致。蛇类的毒液中含有各种毒素，可能会引发严重的生理和生化反应。毒蛇咬伤的症状表现为局部疼痛、红肿、溃疡，甚至还可能会出现头晕、恶心、呕吐、出血等全身症状。

　　毒蛇咬伤分为三种类型：一是神经毒，宜选用活血化瘀药救治；二是血液毒，应选用清热解毒、凉血止血药进行救治；三是混合性毒，应及时选择活血祛风、清热解毒、凉血止血的中药治疗。

处方 1 蛇药丸

【**方　药**】雄黄、细辛各2份，白芷4份。

【**用　法**】将上药共研细末，水泛成丸。每次取3克口服，每日3剂。

【**适应证**】适用于毒蛇咬伤。

处方 2 疗蛇伤煎

【**方　药**】蛇王藤、七星剑、半边莲、三桠苦各25克。

【**用　法**】将上药加水800毫升同煎，先用武火煎沸，再改用文火续煎30分钟。取药汁400毫升，一次口服，每日1剂。

【**适应证**】适用于毒蛇咬伤。

处方 3 双花解毒煎

【方　药】白菊花、金银花各 25 克，甘草 10 克。

【用　法】将上药加水 700 毫升后同煎，先用武火煎沸，再用文火续煎 20 分钟。取药汁一次口服，每日 1 剂。

【适应证】适用于毒蛇咬伤。

处方 4 中和蛇毒

【药　名】抗毒素血清

【用　法】肌肉注射，1 支 / 次，尽快时间内注射。

【适应证】适用于毒蛇咬伤。过敏者慎用。

处方 5 局部清创

【药　名】双氧水，碘伏。

【用　法】外用。

【适应证】适合伤口面积比较大的患者，以防感染。

处方 6 预防破伤风感染

【药　名】破伤风疫苗

【用　法】肌肉注射。

【适应证】更适合伤口深的患者，预防破伤风感染，需要提前皮试。

第八节　急性肠梗阻

急性肠梗阻是指由不同原因引起的肠内容物通过障碍，其临床特征是腹痛、腹胀、排便和排气障碍，治疗及时能迅速恢复。若处理不当，也可产生肠麻痹、肠穿孔、肠坏死及弥漫性腹膜炎，以致造成中毒性休克和危及生命。

　　急性肠梗阻的病因体现在两个方面：一是因机械性因素而导致的肠腔狭窄，以致发生完全性闭塞，造成肠内容物通过障碍；二是由于自主神经抑制、毒素刺激、肠管收缩和舒张功能失调，造成肠内容物通过障碍。

处方 1　当归木香汤

【方　药】当归 50 克，木香、赤小豆各 15 克。

【用　法】将上药加水 600 毫升同煎，先用武火煎沸，再改用文火续煎 30 分钟，将药汁浓缩成 200 毫升，分 2 次口服。

【适应证】适用于瘀结型急性肠梗阻。

处方 2　黄芪皂刺粥

【方　药】黄芪、皂角刺各 30 克，糯米 50 克。

【用　法】将上药加水 1000 毫升，以文火煎沸，留汁去渣，再放入糯米和适量开水煮成药粥。每日 1 剂，早晚分食，连用 2 周为 1 个疗程。

【适应证】适用于气滞型粘连性肠梗阻。

处方 3　厚朴三物气滞汤

【方　药】厚朴、枳实、莱菔子各 30 克，生大黄 20 克。

【用　法】将上药加水 500 毫升同煎，先用武火煎沸，后用文火续煎 30 分钟，将药汁浓缩成 200 毫升，分成 2 次口服。

【适应证】适用于气滞型肠梗阻。

处方 4　通便药物

【药　名】乳果糖口服液

【用　法】口服, 30 毫升 / 次, 每日 1~3 次。

【适应证】尚有排气排便的患者。

处方 5 润滑性缓泻药

【药　名】甘油灌肠剂

【用　法】肛塞。110 毫升 / 支, 每日 1~3 次。

【适应证】适用于清洁灌肠或便秘。有肛周疾病者慎用。

处方 6 纠正水电解质平衡

【药　名】葡萄糖, 生理盐水, 氯化钾。

【用　法】静脉输液, 每日至少 1000 毫升。5% 葡萄糖氯化钠注射液 500 毫升 + 氯化钾注射液 1.5 克; 10% 葡萄糖注射液 500 毫升。

【适应证】根据患者病情调整补液量, 保证每日能量补充。

第九节　化脓性骨髓炎

　　化脓性骨髓炎是由金黄色葡萄球菌或溶血性链球菌感染所致的骨膜、骨质或骨髓炎症。此病好发于胫骨、股骨、桡骨等长骨骨髓端。此病病发之初, 会突然出现高热、寒战、头痛等症状, 导致白细胞增加, 有局部红肿热痛, 经 3~4 周可以穿破皮肤, 进而形成脓性窦道。

　　从中医的角度看, 化脓性骨髓炎的主因是湿热邪毒内蕴, 滞留于筋骨之间, 导致血液凝结和毒素聚积, 引发经络阻塞、湿热蕴蒸等病理过程。此病长期存在时, 还可能引起肝肾不足、气血两虚等多种复杂的病理变化。

处方 1 茯苓车前汤

【方　药】茯苓、车前子、紫花地丁各 30 克, 金银花 10 克, 牛膝 6 克。

【用　法】将上药加水 600 毫升同煎, 先用武火煎沸, 后用文火续煎
30 分钟, 滤其药汁分 3 次口服。每日 1 剂, 连服 6~10 日为
1 个疗程。

【适应证】适用于湿热淤阻证、骨髓炎。

处方 2 蛇蜕蜂血散

【方　药】蛇蜕 60 克, 蜂房 100 克, 黄芪、血余炭各 10 克。

【用　法】将上药共研细末, 装瓶备用。治疗时, 每次取 30 克, 以黄酒
送服, 每日 2 次。

【适应证】适用于慢性骨髓炎证属气血亏虚者。

处方 3 骨髓炎糊剂

【方　药】白及 50 克, 绿豆粉 500 克, 黄连、细辛、冰片、制乳香、制
没药、儿茶、血竭各 25 克。

【用　法】将上药研成细粉、过筛。治疗时, 取适量药粉, 用开水调制
成药糊敷于患处, 随后覆上一层纱布或薄纸, 每隔 5~7 日
换药 1 次。

【适应证】适用于各种化脓性骨髓炎。

处方 4 抗生素治疗

【药　名】哌拉西林舒巴坦

【用　法】静脉输液, 将 5 克哌拉西林舒巴坦溶于 0.9% 氯化钠溶液
中, 5 克 / 次, 每日 2 次。至少 2 周。

【适应证】适用于各种化脓性骨髓炎。过敏者慎用。若效果欠佳及时
做细菌培养并调整方案。

处方 5 局部清创

【药　名】双氧水, 碘伏, 庆大霉素。

【用　法】外用, 每日 3~4 次。

【适应证】适用于有创面的化脓性骨髓炎。

第十节　颈淋巴结结核

　　颈淋巴结结核是指颈部淋巴结的慢性特异性感染, 主要由儿童和青年感染结核杆菌引起。这一病症主要表现为颈部淋巴结形成慢性结节, 常呈串珠状排列。此病的发病机制包括痰湿气滞、阴虚火旺和气血两虚等不同阶段。

　　颈淋巴结结核又称为瘰病、老鼠疮、疬子颈等。发病初期, 病因是由气滞痰瘀引起, 导致痰湿停滞在淋巴系统; 中期则多是由于阴虚火旺, 意味着阴虚导致火邪上炎, 病情加重; 后期则源于气血两虚, 治宜疏肝理气、化痰散结。

处方 1 猫爪草

【方　药】猫爪草 120 克（儿童减半）。

【用　法】将上药先加水煎沸, 再改用文火续煎 60 分钟, 滤取汁 200~250 毫升, 加黄酒 50~100 毫升, 一次口服。隔日 1 剂, 连服 6 剂为 1 个疗程。

【适应证】适用于颈淋巴结结核。

处方 2 治瘰丸

【方　药】煅牡蛎 120 克, 玄参 90 克。

【用　法】将上药研成细末, 用面粉制丸, 如同梧桐子大小。每日早晨餐后及睡前各服 1 次, 以陈酒送服, 连用 30 日为 1 个疗程。

【适应证】适用于阴虚火旺型颈淋巴结结核。

处方 3 单味夏枯草

【方　药】夏枯草 60 克。

【用　法】将上药加水 500 毫升后, 以文火煎汤口服, 必要时可加入少量食糖调味, 每日煎服 1~2 剂为宜。

【适应证】适用于气滞痰瘀型颈淋巴结结核。

处方 4 抗结核药物

【药　名】异烟肼, 利福平, 吡嗪酰胺, 乙胺丁醇。

【用　法】口服。异烟肼, 0.3 克 / 次, 每日 1 次; 利福平, 0.45~0.6 克 / 次, 每日 1 次; 吡嗪酰胺, 1.5~2 克 / 次, 每日 1 次; 乙胺丁醇, 0.75~1 克 / 次, 每日 1 次; 持续 2 月后调整方案。

【适应证】监测肝肾功, 过敏者需要换药。

第二章

儿科疾病

第一节 小儿口疮

　　小儿口疮以齿龈、舌体、两颊、上腭等处出现黄白色溃疡，疼痛流涎，或伴发热为特征。若溃疡面积较大，上覆糜腐，称为口糜；若溃疡只发生在口唇两侧，称为燕口疮。此病可单独发生，也可伴发于其他疾病而出现。

　　小儿口疮通常是由口腔卫生状况不佳引起的，由于婴幼儿免疫系统尚未充分发育，加之口腔卫生难以维护，易发生口腔黏膜的病变。小儿口疮可见于任何年龄的小儿，但以婴幼儿发病较多，易发生在春、秋季节，会影响小儿的进食和吃奶。

处方1 口疮散

【方　药】冰片2克，青黛30克，细辛、枯矾、琥珀、硼砂各10克。

【用　法】将上药共研细末，装瓶备用。先用3%过氧化氢（双氧水）清洁口腔，再将药末涂于溃疡面上，每日涂2次，连用3~5日。

【适应证】适用于小儿口疮。

处方2 鹅涎液

【方　药】鹅涎1匙。

【用　法】取1片清净鹅毛（翅膀毛）或鸡毛蘸取鹅涎，涂于患儿口腔内病灶处。

【适应证】适用于鹅口疮。

处方 3 茱萸黄连糊

【方　药】吴茱萸 5 克, 胡黄连、大黄、生天南星各 3 克。

【用　法】将上药共研细, 用陈醋调成糊状, 分敷双侧涌泉穴, 用胶布
固定。每日 1 次。

【适应证】适用于小儿口疮。

处方 4 西地碘含片

【药　名】西地碘含片

【用　法】口含, 0.75~1.5 克 / 次, 每日 3~5 次。

【适应证】口疮, 口腔溃疡, 口腔炎。

处方 5 西吡氯铵含漱液

【药　名】西吡氯铵含漱液

【用　法】漱口, 每次 5~15 毫升, 每日至少 2 次。

【适应证】口疮, 口腔溃疡, 口腔炎。

第二节　小儿腹泻

小儿腹泻一般指腹泻病, 是一组由多病原、多因素引起的消化
道综合征, 以大便次数增多和大便形状改变为特点。小儿腹泻是我
国婴幼儿最常见的疾病之一, 也是造成儿童营养不良、生长发育障
碍的主要原因之一。

小儿腹泻常由急性胃肠炎、消化不良等消化系统疾病引起, 也
可能由肝胆或其他全身诸多疾病导致。它多发生在夏秋两季节, 治

疗得当,效果良好。若是不及时治疗,可能引发生严重的水电解质紊乱,甚至会危及小儿生命。

处方 1 调气汤

【方 药】紫苏梗、藿梗、煨木香、焦白术、茯苓、扁豆衣、炒藕节、炒竹茹各 10 克,煨葛根、陈皮各 5 克,白豆蔻 3 克。

【用 法】将上药加水煎 2 次,分 3~4 次口服,每日 1 剂。

【适应证】适用于小儿腹泻。

处方 2 白术茯苓汤

【方 药】炒白术、茯苓、猪苓、车前子、泽泻、通草、炒柴胡、陈皮各 3 克,蔗糖适量。

【用 法】将上药置于锅中,水煎服,每日 1 剂。加蔗糖调味,分数次频服,或日服 2 次。

【适应证】适用于小儿非感染性腹泻。

处方 3 黄芩甘草汤

【方 药】黄芩、白芍、煨葛根、焦麦芽、防风各 10 克,焦白术 12 克,甘草、乌梅各 6 克,陈皮 1 克,生姜 3 片,大枣 5 枚。

【用 法】将上药置于锅中,水煎服,分数次服,每日 1 剂。

【适应证】适用于小儿秋季腹泻。

处方 4 止泻药物

【药 名】蒙脱石散

【用 法】口服。儿童 1 岁以下每日 3 克, 共分 3 次服; 1~2 岁每日 3~6 克, 共分 3 次服; 2 岁以上每日 2~3 袋, 共分 3 次服, 服用时将本品倒入半杯温开水（约 50 毫升）中混匀快速服完。

【适应证】所有类型腹泻。过敏者慎用。

处方 5 改善肠道微生态环境

【药　名】枯草杆菌二联活菌颗粒

【用　法】用低于 40℃ 的水或牛奶冲服，也可以直接服用。2 周岁以下：1 克 / 次，每日 1~2 次；2 周岁以上：1~2 克 / 次，每日 1~2 次。

【适应证】消化不良、食欲不振引起的腹泻以及肠道黏膜损伤。

处方 6 口服补液盐

【药　名】口服补液盐

【用　法】临用前，将 5.125 克口服补液盐一袋量溶解于 250 毫升温开水，儿童按照 50 毫升 / 千克，4 小时内服用完，以后根据患者脱水程度调整剂量直至腹泻停止。6 个月以下患儿每次服用 50 毫升；6 月至 2 岁患儿每次服用 100 毫升；2 至 10 岁患儿每次服用 150 毫升。

【适应证】若能正常进食，可适当减少补液盐。

第三节　小儿肺炎

小儿肺炎是由病原体（如细菌、病毒等）及其他因素（如吸入羊水、胎粪等）所引起的肺部炎症，是小儿时期常见的一种疾病，尤其多见于婴幼儿。此病的主要症状是发热、咳嗽、气促、呼吸困难、肺部湿啰音等。

小儿肺炎的发病机制主要归因于病原体感染。当小儿免疫力较低时，病原体更容易入侵肺部，引发肺炎的发生。最常见的病原微生物大多数为细菌或病毒感染，也可由肺炎支原体、衣原体感染或病毒和细菌混合感染所引起。

处方 1　参术汤

【方　药】党参、白术、茯苓、麦冬各9克, 黄芪、丹参各15克, 甘草、赤芍各6克。

【用　法】将上药置于锅中, 水煎服, 每日1剂, 少量频服。

【适应证】适用于小儿迁延性肺炎。

处方 2　金银花陈皮汤

【方　药】金银花5~10克, 荆芥、薄荷、黄芩、陈皮、枳壳、桔梗、前胡各3~10克, 鱼腥草、白茅根各5~20克, 甘草3~6克。

【用　法】将上药置于锅中, 水煎服, 每日1剂, 分2~4次服。

【适应证】适用于小儿肺炎。

处方 3　双花生石膏汤

【方　药】双花、前胡、鱼腥草、生石膏、海蛤粉、北沙参、杏仁各9克, 木蝴蝶2克, 川贝母3克, 橘红5克。

【用　法】将上药置于锅中, 水煎2次。每日1剂, 分4次服。

【适应证】适用于小儿病毒性肺炎。

处方 4　大环内酯类药物

【药　名】阿奇霉素干混悬液

【用　法】每日口服一次, 饭前1小时或者饭后2小时服用, 溶于水中, 服用前搅拌均匀。具体剂量如下: 15千克以下患儿, 每日口服10毫克/千克一次; 15~25千克患儿每日一次口服200毫克; 26~35千克患儿每日一次口服300毫克; 36~45千克患儿每日一次口服400毫克; ＞45千克服用方法和剂量同成人, 均需要连续服用3日。

【适应证】适用于支原体肺炎。

处方 5 头孢类药物

【药　名】头孢克洛干混悬剂

【用　法】口服，将药物溶于温开水中，常用量为每日 20 毫克 / 千克，分 3 次（每 8 小时 1 次）给药，重症感染可按每日 40 毫克 / 千克给药，但每日总量不宜超过 1 克。

【适应证】适用于细菌性肺炎，若效果不佳及时调整药物。

第四节　小儿百日咳

小儿百日咳一般指百日咳，是由百日咳杆菌感染而引起的一种常见的儿科呼吸道传染病。临床特征主要表现为阵发性痉挛性干咳，伴随着深长的鸡啼样吸气声。此病主要发生在 5 岁以下的儿童中。

百日咳又称为顿咳、鹭咳，主要分为三期：卡他期，表现为低热、咳嗽等上呼吸道感染症状；痉咳期，表现为阵发性痉挛性咳嗽，发作日益加剧；恢复期，阵咳渐减甚至停止，此期 2 周或更长。此病病程长达 2~3 个月，故有"百日咳"之称。

处方 1 顿咳止汤

【方　药】桑白皮、栀子、黄芩、鱼腥草、枇杷叶（包煎）、百部、北沙参、天冬、麦冬各 10 克，生甘草 6 克。

【用　法】将上药加水 500 毫升煎至 200 毫升。治疗时，每日用量 1 岁以内 50 毫升、1~2 岁 100 毫升、3 岁以上 200 毫升，分 3~4 次口服，连服 3 剂为 1 个疗程。

【适应证】适用于小儿百日咳，以痉咳期患者为主。

处方 2 胆汁百部丸

【方　药】鲜猪胆汁 2 份, 百部 3 份, 白糖 25 份。

【用　法】先将百部研成细粉, 把白糖放入砂锅内, 加热熔化; 再加入百部粉、猪胆汁, 以文火煎煮 2~3 分钟, 移去火源, 稍冷后制成药丸。治疗时, 1~3 岁每次 1 克口服、4~6 岁每次 2 克口服, 每日 3 次。

【适应证】适用于小儿百日咳。

处方 3 解痉止咳汤

【方　药】紫菀、杏仁、百部、半夏各 10 克, 赭石 30 克, 橘红、蜈蚣、甘草各 3 克。

【用　法】将上药加水煎 2 次, 分 3~4 次口服, 每日 1 剂。

【适应证】适用于百日咳痉咳期。

处方 4 大环内酯类抗生素

【药　名】阿奇霉素干混悬液

【用　法】每日口服一次, 饭前 1 小时或者饭后 2 小时服用, 溶于水中, 服用前搅拌均匀。具体剂量如下: 15 千克以下患儿, 口服 10 毫克 / 千克, 每日 1 次; 15~25 千克患儿, 口服 200 毫克, 每日 1 次; 26~35 千克患儿, 口服 300 毫克, 每日 1 次; 36~45, 千克患儿, 每日 1 次, 口服 400 毫克; ＞ 45 千克服用方法和剂量同成人, 均需要连续服用 3 日。

【适应证】适用于支原体肺炎。

处方 5 止咳药物

【药　名】盐酸氨溴索口服液

【用　法】口服, 1~2 岁儿童, 2.5 毫升 / 次, 每日 2 次; 2~6 岁儿童,

2.5 毫升 / 次, 每日 3 次; 6~12 岁儿童, 5 毫升 / 次, 每日 3 次; 12 岁以上同成人, 10 毫升 / 次, 每日 2 次。

【适应证】咳嗽有痰液的患者。过敏者慎用。

第五节　小儿厌食症

小儿厌食症是指小儿长时间表现出食欲不振、见食不贪甚至拒食的一种常见疾病。此病的病因是平时饮食或喂养的不当, 从而导致脾胃功能失调、纳运失健, 尤其在 1~6 岁的儿童中更为普遍。

治疗小儿厌食症时, 基本法则包括运脾、养胃、健脾。其中, 运脾强调调理脾胃功能, 促进食欲的恢复; 养胃注重滋养和加强胃部功能, 提高食物的消化吸收能力; 健脾则强调调养脾脏的健康状况, 改善纳运失健的情况。

处方 1　消化散

【方　药】炒神曲、炒麦芽、焦山楂各 10 克, 炒莱菔子、炒鸡内金各 5 克。

【用　法】将上药共研细末, 加入淀粉 1~3 克, 用开水调成糊状, 临睡前敷在脐部, 次日晨起床取下。每日 1 次, 连敷 5 次为 1 个疗程。

【适应证】适用于小儿厌食症。

处方 2　健脾饮

【方　药】木瓜、乌梅、茯苓各 6~9 克, 山药 12~15 克; 白扁豆、薏苡仁、麦芽各 9~12 克, 鲜荷叶（后下）20 克, 甘草 3~6 克。

【用　法】将上药加水煎 2 次滤汁 200 毫升, 分 3 次口服。每日 1 剂, 连服 10 剂为 1 个疗程。

【适应证】适用于小儿厌食症。

处方 3 芦荟开胃汤

【方　药】芦荟1克, 胡黄连2克, 苍术6克, 使君子、党参、山楂各8克。

【用　法】将上药加水煎2次, 药液混合为100毫升, 再加少许蔗糖, 分成多次频服。每日1剂, 连服5剂为1个疗程。

【适应证】适用于小儿厌食症。

处方 4 葡萄糖酸锌口服液

【药　名】葡萄糖酸锌口服液

【用　法】口服。1~3岁或体重10~15千克, 每日用量10~15毫升; 4~6岁或体重16~21千克, 每日用量15~20毫升; 7~9岁或22~27千克, 每日用量20~25毫升; 10~12岁或28~32千克, 每日25~30毫升; 12岁以上儿童及成人, 20毫升/次, 每日2次。

【适应证】适合缺锌引起的厌食症。过敏者慎用; 勿与牛奶同服。

处方 5 促胃肠动力药物

【药　名】多潘立酮片

【用　法】口服, 年龄＞12岁且体重＞35千克, 每日口服最多3次, 每次10毫克。用药疗程通常不超过4周。

【适应证】适合消化不良引起的厌食症。

处方 6 助消化药物

【药　名】乳酶生片

【用　法】口服, 每日3次, 饭前服用。1~3岁或体重10~15千克患儿, 一次0.3~0.6克; 4~6岁或16~21千克患儿, 一次0.6~0.9克; 7~9岁或22~27千克患儿, 一次0.6~1.2克;

10~12 岁或 28~32 千克, 一次 0.9~1.2 克。

【适应证】用于消化不良, 腹胀以及腹泻等。

第六节　小儿遗尿症

　　小儿遗尿症是指 5 岁以上的儿童无法自主控制排尿, 在睡眠中频繁发生尿床现象, 醒后才察觉的一种病症。大多数小儿遗尿症属功能性的范畴, 其发病症状与白天的疲劳程度、家庭环境等因素有一定的关联。

　　小儿遗尿症分为原发性遗尿和继发性遗尿两种。原发性遗尿指持续或长期发生遗尿, 从未有过一年以上完全控制排尿的情况; 继发性遗尿指小儿曾经一段时间内能够控制排尿, 但继后又出现了遗尿现象。

处方 1　鸡肠汤

【方　药】新鲜鸡肠 30 克, 菟丝子、鸡内金、牡蛎各 6 克, 五味子、熟附片各 3 克, 黄芪 10 克, 党参 9 克。

【用　法】将上药置于锅中, 水煎, 每日 1 剂, 分 3 次, 饭前服用。

【适应证】适用于小儿遗尿症。

处方 2　枸杞子鸡内金汤

【方　药】枸杞子、鸡内金、益智仁、菟丝子、补骨脂各 30 克, 覆盆子 20 克, 车前子、五味子各 10 克。

【用　法】将上药共研极细末, 备用。3~6 岁者每次服 3 克; 7~9 岁者每次 4.5 克; 10 岁以上者每次 6 克。每日服 3 次, 淡盐水送服。7 日为 1 个疗程, 一般服 1~3 个疗程即可获愈。

【适应证】适用于小儿遗尿症。

处方 3 金樱子补骨脂汤

【**方　药**】金樱子、补骨脂、防风、藁本、浮萍、石菖蒲各 10 克, 甘草 5 克。

【**用　法**】将上药置于锅中, 水煎。每日 1 剂, 分 2 次服。

【**适应证**】适用于小儿遗尿。

处方 4 去氨加压素

【**药　名**】去氨加压素鼻喷剂

【**用　法**】3 个月至 12 岁儿童, 儿童的初始适宜剂量为每次 0.1 毫克, 每日 3 次。再根据患者的疗效调整剂量。

【**适应证**】适用于中枢性尿崩症, 遗尿症。

处方 5 抗胆碱能药物

【**药　名**】消旋山莨菪碱片

【**用　法**】口服用药, 小儿按体重算, 每次服用 0.1~0.2 毫克 / 千克, 每日 3 次。

【**适应证**】适用于膀胱容量小或逼尿肌过度活动的患儿。常有口干便秘等不良反应, 注意观察。

第七节　小儿腮腺炎

流行性腮腺炎简称流腮, 是一种由腮腺炎病毒引起的急性、全身性感染, 以腮腺肿痛为主要特征, 有时亦可累及其他唾液腺。此病在四季均可发生, 以冬、春两季最为常见, 主要临床表现为发热以及耳下腮腺的肿胀和疼痛。

流腮又称为痄腮、蛤蟆瘟, 多发于儿童, 且呈散发或流行, 在集体儿童机构中可形成暴发流行。临床上, 流腮以唾液腺急性非化脓性肿胀为特征, 常伴有脑膜炎、胰腺炎及睾丸炎等。

处方 1 马氏验方

【方　药】金银花、紫花地丁、浙贝母、炒牛蒡子、玄参各 9 克, 夏枯草、蒲公英、板蓝根各 12 克, 柴胡、薄荷、制僵蚕各 5 克, 升麻、蝉蜕各 3 克。

【用　法】将上药加水煎 2 次, 分 2~4 次口服, 每日 1 剂。

【适应证】适用于儿童腮腺炎。

处方 2 黄氏解毒汤

【方　药】连翘、金银花、防风、黄芩、甘草、荆芥、淡竹叶、夏枯草、大青叶各 10~13 克。

【用　法】将上药加水煎 2 次取汁 260 毫升, 分成 3 次口服, 每日 1 剂。对 4~8 岁的患儿宜取低剂量, 8 岁以上的患儿须取高剂量。

【适应证】适用于儿童腮腺炎。

处方 3 大柴胡汤加减

【方　药】柴胡、黄芩、大黄各 5~10 克, 碧玉散（包）10~15 克; 僵蚕、玄参各 10 克。

【用　法】将上药加水煎取汁 300 毫升, 分 3 次温服, 每日 1 剂。

【适应证】适用于儿童腮腺炎。

处方 4 抗病毒治疗

【药　名】利巴韦林

【用　法】静脉输液, 儿童每次 15 毫克 / 千克, 每日 1 次, 疗程 5~7 日。

【适应证】适用于流行性腮腺炎, 发病早期使用效果更好, 同时要注意口腔卫生。

处方 5 口腔清洁药物

【药　名】复方硼砂溶液

【用　法】漱口,慎勿咽下,每日数次,每次5~10毫升。

【适应证】适用于流行性腮腺炎,口腔炎,咽喉炎。注意,不可内服。

第八节　小儿消化不良

　　小儿消化不良又称为乳积、食积,指的是在儿童中持续存在或反复发生的上腹痛、腹胀、早饱、嗳气、厌食、烧心、反酸、恶心、呕吐等消化功能障碍的症状,同时通过各项检查能够排除器质性疾病的临床症候群。

　　从中医的角度看,小儿消化不良多为肝胃郁热、中虚气滞、脾胃虚寒等证型。治疗小儿消化不良时,常采用调理肝胃功能、疏通气机、温暖脾胃等方法。对于肝胃郁热型,强调清热解郁;对于中虚气滞型,注重理气和行气。

处方 1 导功散

【方　药】茯苓、陈皮、白术、党参、鸡内金各6克,砂仁4克,甘草2克。

【用　法】将上药加水煎煮,分2次服下,每日1剂,连服4~6剂。

【适应证】适用于消化不良。

处方 2 敷脐方

【方　药】肉桂60克,丁香、苍术、焦三仙各30克,枳壳、玄明粉各10克。

【用　法】将上药共研细末,过筛装瓶备用。治疗时选神阙穴(肚

脐）及脾俞穴或肾俞穴贴敷。1~5 岁每次敷 24~30 小时,
6~12 岁每次敷 48~60 小时。

【适应证】适用于消化不良。

处方 3 醒脾健儿汤

【方　药】党参 9 克, 白术 7 克, 龙胆草、麦冬、谷芽、赤芍、蝉蜕、黄
连、茯苓各 6 克, 谷精草、甘草各 3 克。

【用　法】将上药加水 500 毫升后文火煎, 分 2 次口服, 每日 1 剂, 连
用 6 剂为 1 个疗程。

【适应证】适用于功能性消化不良。

处方 4 促动力药物

【药　名】多潘立酮片

【用　法】口服用药, 每次 0.3 毫克 / 千克, 每日 3 次, 饭前 15~30 分
钟服用。

【适应证】适合胃肠动力较弱的消化不良, 能够改善餐后饱胀、腹胀。

处方 5 改善肠道微生态环境

【药　名】枯草杆菌二联活菌颗粒

【用　法】用低于 40℃的水或牛奶冲服, 也可以直接服用。2 周岁以
下, 1 克 / 次, 每日 1~2 次; 2 周岁以上, 1~2 克 / 次, 每
日 1~2 次。

【适应证】消化不良、食欲不振引起的腹泻以及肠道黏膜损伤等。

第九节 小儿尿布皮炎

尿布皮炎是指在婴幼儿尿布区域发生的局限性皮炎,是一种常见且多发的婴幼儿皮肤病。婴幼儿的皮肤娇嫩,若长时间处于潮湿不透气的环境中,尤其是与尿布接触的区域(如肛周等),会出现红色疹、散在疹或斑丘疹,严重者会出现溃烂和细菌感染等并发症。

小儿尿布皮炎多发生在两岁以下的儿童中,尤其在 2~7 个月的婴儿中更为常见。此病通常是由家长未及时更换尿布或清洁不彻底,导致婴儿的臀部、肛周等皮肤长时间受到尿液的刺激所致。

处方 1 菊花公英水

【方　药】野菊花、金银花、蒲公英各 10~15 克。

【用　法】将上药加水煎汤取汁,湿敷患处。

【适应证】适用于尿布皮炎有糜烂破溃者。

处方 2 紫草黄柏油

【方　药】紫草、黄柏各等量,植物油适量。

【用　法】将上药浸于加热后的植物油中,密封浸泡 3 日备用。用时用棉签蘸药油涂擦患处,每日 1 次。

【适应证】适用于尿布皮炎。

处方 3 鞣酸软膏

【药　名】鞣酸软膏

【用　法】外用,每次适量,每日 3~4 次。

【适应证】适用于尿布皮炎,可以减轻炎症。

处方 4 氧化锌软膏

【药　名】氧化锌软膏

【用　法】外用, 每次适量, 每日 3~4 次。

【适应证】适用于尿布皮炎, 保护创面, 隔离尿、便对皮肤的刺激。

处方 5 莫匹罗星软膏

【药　名】莫匹罗星软膏

【用　法】外用, 每次适量, 每日 3~4 次。

【适应证】适用于尿布皮炎继发性细菌感染。

第十节　小儿扁桃体炎

　　小儿扁桃体炎一般指扁桃体炎, 是扁桃体发生非特异性急性炎症, 并伴有一定程度的咽黏膜及其他淋巴细胞发炎。此病起病急, 症状表现为全身不适感、恶寒、发热、头痛、咽痛、腰背、四肢酸痛、大便秘结等。部分患儿常因高热, 会出现惊厥、抽搐等症状。

　　小儿扁桃体炎又称为乳蛾, 多因内有积热、外感风邪、风热相搏、结于咽旁、气血阻滞、瘀而化毒所致。内有积热是小儿扁桃体炎形成的一大原因, 而外感风邪则是另一个常见的致病因素。

处方 1 分消利咽汤

【方　药】生大黄 5~12 克, 柴胡、黄芩、牛蒡子、山豆根、射干、木通各 5~9 克, 金银花 15~30 克, 生甘草 5 克。

【用　法】将上药加水煎 2 次, 取药汁一次口服, 每日 1 剂。

【适应证】适用于小儿急性化脓性扁桃体炎。

处方 2　通泻利咽汤

【方　药】生大黄（后下）6~10 克, 柴胡、黄芩、蒲公英各 6~9 克, 金银花、连翘各 10~15 克, 射干、夏枯草各 10 克。

【用　法】将上药加水煎 2 次滤汁 300 毫升, 将药汁分成 3~4 次口服, 每日 1 剂。

【适应证】适用于小儿急性扁桃体炎。

处方 3　牛蒡连桔汤

【方　药】牛蒡子（杵碎）、连翘、玄参、射干、黄芩、板蓝根、牛膝各 10 克, 桔梗、芦根各 9 克, 山豆根、胡黄连各 5 克。

【用　法】将上药加水煎 2 次 200 毫升, 分 3~5 次口服, 每日 1 剂。

【适应证】适用于小儿化脓性扁桃体炎。

处方 4　口腔清洁

【药　名】呋喃西林

【用　法】局部可以应用 1 : 5000 呋喃西林液含漱, 不可内服。

【适应证】适合口腔炎, 扁桃体炎, 咽喉炎等。过敏者慎用。

处方 5　头孢类抗生素药物

【药　名】头孢克洛干混悬剂

【用　法】口服, 将药物溶于温开水中, 常用量为每日 20 毫克 / 千克, 分 3 次（每 8 小时一次）给药, 重症感染可按每日 40 毫克 / 千克给药, 但每日总量不宜超过 1 克。

【适应证】适用于化脓性扁桃体炎, 若效果不佳及时调整药物。

处方 6 咽部局部抗感染治疗

【药　名】复方硫酸新霉素

【用　法】喷喉，每次 1~2 喷，每日 3~4 次。

【适应证】适用于扁桃体炎，咽喉炎等。过敏者慎用。

第十一节　小儿病毒性心肌炎

　　病毒性心肌炎是由各种病毒感染后引起的心肌局灶或弥漫性炎症，以儿童和青少年感染居多，男性多于女性。此病在秋、冬季节更易于发生。患儿在出现病毒性心肌炎之前，常伴有急性上呼吸道感染或胃肠道病毒感染史。

　　小儿病毒性心肌炎分为两种类型：一是气虚阴亏型，出现胸闷气短、心悸怔忡、头晕目眩、失眠多梦、口干舌燥等症状；二是心阳不振型，出现胸闷气短、心悸不安、形寒肢冷、面色苍白、舌质淡白等症状。

处方 1 失笑散

【方　药】五灵脂、蒲黄各 3 克，食醋 6 毫升。

【用　法】将上药加水 500 毫升同煎，先用武火煎沸后，改用文火续煎 20 分钟，取药汁 200 毫升一次服完，每剂水煎 2 次，每日 1 剂。

【适应证】适用于痰瘀互阻型小儿病毒性心肌炎。

处方 2 生脉散

【方　药】人参、五味子各 6 克，麦冬 10 克。

【用　法】先取人参加水 500 毫升后，文火煎煮 20~30 分钟；再以五味子、麦冬加水 600 毫升同煎，用文火煎 30 分钟；最后兑入人参煎汁一次服完，每日 1 剂。

【适应证】适用于气阴两虚型小儿病毒性心肌炎。

处方 3 黄芪桂枝五物汤

【方　药】炙黄芪、白芍各 10 克, 桂枝 6 克, 大枣 5 枚, 生姜 3 片。
【用　法】将上药加水 700 毫升同煎, 先用武火煎沸后, 改为文火续煎 30 分钟, 取药汁一次服完, 每日 1 剂。
【适应证】适用于正虚邪恋型小儿病毒性心肌炎。

处方 4 营养心肌药物

【药　名】辅酶 Q10
【用　法】口服一次 10~20 毫克, 每日 2~3 次; 肌肉注射或者静脉注射一次 5~10 毫克, 每日 1 次。
【适应证】适合任何心肌受损患者。过敏者慎用。

处方 5 促进心肌病变恢复

【药　名】大剂量高浓度维生素 C
【用　法】静脉输液, 10%~12.5% 维生素 C 溶液, 100~200 毫克 / 次, 每日 1 次。
【适应证】适合任何心肌受损患者, 过敏者慎用。

第十二节　小儿急性上呼吸道感染

　　急性上呼吸道感染是儿科中的常见疾病, 起初多是以病毒感染为主, 此后可有继发性细菌感染。对于这一病症, 轻者仅有鼻塞、流涕、喷嚏、咽部不适, 重者可出现发热、头痛、全身乏力。在婴幼儿患者中, 会出现呕吐、腹泻甚至高热惊厥等症状。

　　根据病情, 可以将急性上呼吸道感染分为风寒证和风热证。对于风寒证,治疗时采用辛温解表的方法;对于风热证,治疗时采用辛凉解表的方法。对于有食滞的患者,治疗时需辅以消食导滞的方法;对于有惊厥的患者,治疗时采用安神镇惊、息风的药物。

处方 1 清解汤

【方　药】金银花、连翘各 10~15 克,僵蚕、杏仁、蝉蜕、黄芩、麦冬各 6 克,生石膏 20~60 克,大黄 2~5 克。

【用　法】将上药煎汁 100~200 毫升。3 岁以下每小时口服 10~15 毫升,4 岁以上每 2 小时口服 20~40 毫升。当患儿体温下降至正常后,再续服 1~2 天,每日 3 次。

【适应证】适用于小儿外感后高热。

处方 2 大柴胡汤

【方　药】柴胡 10 克,炙枳实、生姜、黄芩、芍药、半夏各 6 克,大黄 4 克,大枣 5 枚。

【用　法】将上药加水煎 2 次,分 3~4 次口服,每日 1 剂。

【适应证】适用于小儿高热,属少阳证或阳明证者。

处方 3 银翘蒿藿汤

【方　药】青蒿 10 克,鲜芦根 15 克,金银花、连翘、僵蚕、竹沥半夏、杏仁、神曲各 6 克,黄芩、前胡、藿香各 5 克,薄荷(后下)3 克,蝉蜕 2 克。

【用　法】将上药加水煎 2 次取汁 150 毫升,分 3~4 次口服,每日 1 剂。

【适应证】适用于小儿外感后高热、风热夹湿证。

处方 4 奥司他韦颗粒

【药　名】奥司他韦颗粒

【用　法】口服。体重≤ 15 千克者, 每次 30 毫克, 每日 2 次; 15 <体重≤ 23 千克者, 每次 45 毫克, 每日 2 次; 23 <体重≤ 40 千克者, 每次 60 毫克, 每日 2 次; 体重> 40 千克者, 每次 75 毫克, 每日 2 次。

【适应证】适用于甲型流感导致的上呼吸道感染或者流感高危患儿的预防。

处方 5 头孢类抗生素

【药　名】头孢克洛干混悬剂

【用　法】口服。将药物溶于温开水中, 常用量为每日 20 毫克 / 千克, 分 3 次（每 8 小时一次）给药, 重症感染可按每日 40 毫克 / 千克给药, 但每日总量不宜超过 1 克。

【适应证】适用于细菌性化脓性扁桃体炎, 若效果不佳及时调整药物。

第三章

妇科疾病

第一节　带下病

　　带下病属于女性疾病，从广义上讲，是指泛指妇科疾病。这类疾病之所以被统称为带下病，是因为它们通常发生在妇女身体的带脉之下区域。此病包括宫颈炎、宫颈糜烂、盆腔炎、阴道炎等多种疾病。

　　从狭义上讲，带下病特指白带病。根据白带的颜色和性质，将带下病分为红带、白带、黄带、青带和黑带等五种类型，每种颜色都反映了不同的病理状态和病程，有助于更精准地辨别病症类型。

处方 1　完带汤

【方　药】炒白术、炒山药各30克，炒白芍15克，党参、炒车前子、制苍术各9克，甘草3克，陈皮、黑荆芥穗、柴胡各2克。

【用　法】将上药置于锅中，水煎服，每日1剂。

【适应证】适用于带下病。

处方 2　逍遥散加减

【方　药】茯苓、炒白芍、生甘草各15克，柴胡、陈皮各3克，茵陈蒿、炒栀子各9克。

【用　法】将上药置于锅中，水煎服，每日1剂。

【适应证】适用于妇女青（或绿）带。

处方 3　清肝止淋汤

【方　药】酒当归、炒白芍、小黑豆各 30 克，炒生地 15 克，炒阿胶
　　　　　（冲化服）、牡丹皮各 9 克，香附 3 克，黄柏、牛膝各 6 克，
　　　　　红枣 10 枚。

【用　法】将上药置于锅中，水煎服，每日 1 剂。

【适应证】适用于妇女赤带。

处方 4　抗感染药物

【药　名】阿莫西林

【用　法】口服用药，0.5 克／次，每日 3 次，持续 1 周。

【适应证】适合细菌性带下病。过敏者慎用。

处方 5　皮肤康洗液

【药　名】皮肤康洗液

【用　法】外用药，不可口服。先用清水冲洗阴道，取适量药液用温开
　　　　　水稀释 5~10 倍，用阴道冲洗器将药液注入阴道内保留几
　　　　　分钟，或者采取坐浴，每日 2 次。

【适应证】适用于妇科感染性疾病。

第二节　盆腔炎

　　盆腔炎是指女性下腹痛、腰痛、月经失调和白带增多等为主的
一种妇科病。此病系由外感湿毒、热毒入侵、壅滞胞宫、气滞血瘀、
冲任受损所致，常伴有慢性输卵管炎及积水、卵巢炎、卵巢囊肿及
结缔组织炎，全身不适、低热、神萎、失眠等症状。

　　盆腔炎可分为急性期和慢性期两个不同的病程阶段。在急性期，患者常出现发热、高热，甚至还会伴有寒战的症状。此时，下腹部疼痛感明显，可能伴随着强烈的疼痛感觉。此外，还有可能出现白带增多的情况，这是由于盆腔内炎症引起黏膜分泌物增加所致。

处方 1　清盆汤

【方　药】生黄芪、当归、益母草、连翘衣、炒薏苡仁、红藤各30克，紫花地丁、重楼各15克，川牛膝20克，泽泻、川桂枝、丹参、生蒲黄（包）、五灵脂、莪术各10克，地鳖虫、水蛭、乳香、制附片各6克。

【用　法】水煎3次，分3次服，每日1剂。服药3个月为1个疗程，后期可制成丸药服用。

【适应证】适用于慢性盆腔炎。

处方 2　大血藤汤

【方　药】大血藤、败酱草、蒲公英各30克，桃仁、赤芍各15克。

【用　法】将上药浓煎2次，取汁400毫升，分早、晚2次灌肠，连用7日为1个疗程。

【适应证】适用于急慢性盆腔炎。

处方 3　柴胡四物汤加减

【方　药】当归15克，柴胡、黄芩炭、赤芍、元胡、牡丹皮、泽兰、五灵脂各10克，大黄6克。

【用　法】月经前2日开始服，至经净后3日止。水煎服，每日1剂。

【适应证】适用于盆腔炎继发不孕症。

处方 4 厌氧菌抗生素

【药　名】甲硝唑

【用　法】口服用药，0.5克/次，每日2次。

【适应证】适合厌氧菌感染盆腔炎，一般与头孢类药物合用。

第三节　阴道炎

　　阴道炎是一种在妇科常见疾病，其发病原因复杂，可能由多种病原体感染引起，同时也受到外部刺激、激素水平等多种因素的影响。此病的主要表现为阴道分泌物的异常、阴道瘙痒或灼热感等症状。

　　阴道炎分为非特异性阴道炎、滴虫性阴道炎和真菌性阴道炎三大类。非特异性阴道炎通常是由理化因素及阴道分泌物增多而引起的感染；滴虫性阴道炎是由感染阴道毛滴虫所致；真菌性阴道炎是因感染白色念珠菌引起，多发生在幼女、孕妇等特定人群。

处方 1 真阴炎洗剂

【方　药】黄精30克，苦参、蛇床子、地肤子各20克，黄柏、苍术、茜草各15克，龙胆、乌梅各12克，花椒10克。

【用　法】将上药加水2000毫升煎煮，去渣取汁、混匀后，熏洗阴部，待温后坐浴，同时以消毒纱布浸入药液进行阴道内清洗。每日3次，连续熏洗5~6次为宜。

【适应证】适用于真菌性外阴炎和（或）阴道炎。

处方 2 妇科消炎散

【方　药】樟脑40克，冰片20克，青黛、硼砂、玄明粉各100克，黄柏末50克，象皮粉（代）10克。

【用　法】将上药共研粉末拌匀，过120目筛装瓶备用。用时，取上药
2~3克，用带线的消毒棉球包药粉，塞于阴道深处，12小
时后拉出。隔日治疗1次，10次为1个疗程。

【适应证】适用于老年性阴道炎。

处方 3　苦参蛇床子方

【方　药】苦参、蛇床子各50克。

【用　法】将上药研细、过筛、混匀备用。另取上药一份，煎汤250毫
升为阴道冲洗液，待冷却后加入食醋10毫升、混匀备用。
治疗时，于每天上午用此冲洗液作阴道彻底冲洗，再将2
克药粉均匀撒入阴道。每日1次，连用7日为1个疗程。

【适应证】适用于滴虫性阴道炎。

处方 4　硝酸咪康唑栓剂

【药　名】硝酸咪康唑栓剂

【用　法】阴道内塞入，每日2次。

【适应证】适用于霉菌性阴道炎。过敏者慎用。

处方 5　甲硝唑栓剂

【药　名】甲硝唑栓剂

【用　法】阴道内塞入，每日2次。

【适应证】适用于滴虫性阴道炎。过敏者慎用。

处方 6　雌三醇软膏

【药　名】雌三醇软膏

【用　法】阴道内塞入，每日2次。

【适应证】适用于老年性阴道炎。

第四节　产后缺乳

产后缺乳又称为乳汁不足,是指在哺乳期内,产妇乳汁甚少或全无,无法满足婴儿的哺育需求。此病的特点在于产妇乳汁产量明显不足。产后缺乳的病因可能涉及多个方面,包括身体素质、产后身体状况、情绪状态等因素。

从中医的角度看,产后缺乳通常是由气血虚弱和肝郁气滞所致。一是气血虚弱,冲、任二脉的气血不足,无法充分满足乳汁的生成,导致产后乳汁甚少或全无。二是肝郁气滞,冲、任二脉受到气滞的阻碍,乳汁的正常生成与运行受到影响,引发产后缺乳的症状。

处方1　催乳颗粒

【药　名】催乳颗粒

【用　法】口服用药,每次20克(1袋),每日3次;温开水冲服,4日为1个疗程。

【适应证】适用于产后气血虚弱所致的缺乳、少乳。

处方2　乳泉颗粒

【药　名】乳泉颗粒

【用　法】口服,一次15克,每日2次。

【适应证】产后乳少,乳汁不畅。

第五节　子宫肌瘤

子宫肌瘤又称为纤维肌瘤、子宫纤维瘤,主要是由子宫平滑肌细胞增生而成,其中有少量纤维结缔组织作为一种支持组织而存在。此病的临床表现为子宫增大、月经量过多或淋漓不净等。

子宫肌瘤是一种女性最常见的良性肿瘤,其形成多由于气滞血瘀、湿热瘀结或痰积等因素引起。此病通常发生在30~50岁的女性,常表现为月经异常、腹部肿块、白带增多、下腹坠胀等一系列症状。

处方 1 消瘤丸

【方　药】党参、白术、莪术、赤芍、桂枝、牛膝各15克,茯苓20克,三棱25克。

【用　法】将上药共研细末,炼蜜成药丸,每丸重约9克,每次1丸口服,早、晚各服1次。

【适应证】适用于子宫肌瘤。

处方 2 软坚散结汤

【方　药】海藻、昆布、海浮石（打碎先煎）、生牡蛎（打碎先煎）各30克,山慈菇、夏枯草各15克。

【用　法】将上药加水煎2次取汁口服,每日1剂,连用20日为1个疗程。

【适应证】适用于子宫肌瘤。

处方 3 缩小肌瘤体积的药物

【药　名】阿拉瑞林（促性腺激素释放激素类似物）

【用　法】皮下或肌肉注射,月经来潮的第1日或第2日开始治疗,150微克/次,每日1次,或遵医嘱。制剂在临用前用2毫升灭菌生理盐水溶解。

【适应证】适用于子宫肌瘤、子宫内膜异位症。

处方 4 缩小肌瘤体积的药物

【药　名】米非司酮

【用　法】口服用药，10 毫克 / 次，每日 1 次，于月经第 1~3 天开始，空腹或进食 2 小时后服用，服药后禁食 2 小时，连服 3 月为 1 个疗程。

【适应证】适用于子宫肌瘤比较大者，术前用药。

第六节　妊娠呕吐

妊娠呕吐通常发生于妊娠早期至妊娠 16 周之间，多见于年轻初孕妇。症状表现为头晕、疲乏、嗜睡、食欲不振、偏食、厌恶油腻、恶心、呕吐等。这些症状的严重程度和持续时间因人而异，大多在孕 6 周前后出现，8~10 周达到高峰，孕 12 周左右会自行缓解。

妊娠呕吐又称为妊娠恶阻，女性妊娠期间，体内的激素水平发生了显著的变化，这可能与妊娠呕吐的发生密切相关。下丘脑自主神经系统的异常活动也被认为是妊娠呕吐的一个潜在原因。

处方 1 参麦梅汤

【方　药】人参 10 克，法半夏 20 克，乌梅 6 克，生姜 15 克。

【用　法】将上药加水 400 毫升同煎，先用武火煎沸后，改用文火续煎 20 分钟，将药汁浓缩至 150 毫升，分 2~4 次口服。每日 1 剂，连服 6 剂为 1 个疗程。

【适应证】适用于气阴两虚型妊娠剧烈呕吐。

处方 2 平冲降逆汤

【方　药】赭石、太子参各 15 克，旋覆花、五味子、竹茹各 12 克，黄连 3 克。

【用　法】先取水 500 毫升, 加入鲜姜片数克浸泡后, 再把赭石预煎
　　　　　30 分钟, 最后下入余药同煎, 使药汁浓缩至 150 毫升左右,
　　　　　分 2 次口服, 连用数剂即可。

【适应证】适用于重症妊娠呕吐。

处方 3　加味苏叶黄连汤

【方　药】紫苏叶、黄连、陈皮、乌梅各 6 克, 法半夏、竹茹各 10 克。

【用　法】将上药加水 800 毫升同煎, 取其药汁 100 毫升缓慢服下。
　　　　　每日 1 剂, 连用 10 剂为 1 个疗程。

【适应证】适用于妊娠剧吐。

处方 4　维生素 B_6

【药　名】维生素 B_6

【用　法】口服用药, 10~20 毫克 / 次, 每日 3 次, 若无法口服, 可改
　　　　　为静脉输液。

【适应证】适合任何原因导致的呕吐。

处方 5　甲氧氯普胺

【药　名】甲氧氯普胺

【用　法】口服用药, 10 毫克 / 次, 每日 2 次。

【适应证】适合任何原因导致的呕吐。若效果欠佳及时换药。

第七节　外阴瘙痒

外阴瘙痒是指外阴部出现的瘙痒症状, 多发生在阴蒂、小阴
唇等部位。根据致病原因不同, 瘙痒的范围可扩大至大阴唇、会

阴和肛周等部位。此病多为阵发性发作,白天病情较轻,夜间会加重瘙痒。

外阴瘙痒的发生与多种炎症介质的参与有关。在刺激发生时,其信号不仅会激发肥大细胞释放组胺,还会刺激角质细胞、肥大细胞和白细胞产生前列腺素,同时激活多肽酶导致肽类的释放,从而引起瘙痒和搔抓反射。

处方 1 外洗处方

【方　药】玄明粉、苦参、蛇床子、黄柏、川椒各 15 克。

【用　法】水煎取液,熏洗阴户,温时坐洗 20 分钟,每日 1~2 次。

【适应证】适用于顽固性外阴瘙痒。

处方 2 泄肝疏风汤

【方　药】当归、生地、赤芍、茯神各 30 克,泽泻、龙胆草、白鲜皮、甘草、蛇床子(布包)、地肤子(布包)各 10 克,花椒、黄连各 3 克,木通、蝉衣、僵蚕、川楝子、防风、苦参、木槿皮各 6 克。

【用　法】水煎用,每日 1 剂。前 2 次煎液内服,第 3 次煎液坐洗外用,1 个月为 1 个疗程。

【适应证】适用于慢性外阴瘙痒。

处方 3 加味归脾汤

【方　药】黄芪 18 克,党参、刺蒺藜、何首乌各 15 克,白术、地骨皮各 12 克,茯苓、龙眼肉、酸枣仁、当归、远志、防风各 10 克,鸡血藤 30 克,生山楂 9 克,木香 5 克,甘草 8 克。

【用　法】将上药置于锅中,水煎服,每日 1 剂。

【适应证】适用于顽固性外阴瘙痒。

处方 4 皮肤康洗液

【药　名】皮肤康洗液

【用　法】外用药, 不可口服。先用清水冲洗阴道, 取适量药液用温开
水稀释 5~10 倍, 用阴道冲洗器将药液注入阴道内保留几
分钟, 或者采取坐浴, 每日 2 次。

【适应证】适用于妇科感染性疾病、外阴瘙痒。

处方 5 高锰酸钾

【药　名】1∶5000 高锰酸钾溶液

【用　法】外用药局部治疗, 不可口服。先用清水冲洗阴道, 然后采取
坐浴, 每日 2 次, 每次 15 分钟。

【适应证】适用于妇科感染性疾病、外阴瘙痒。

第八节　乳腺增生症

　　乳腺增生症是一种乳腺正常发育和退化过程失常导致的良性
乳腺疾病。其本质在于乳腺主质和间质增生及复旧不全, 引起了乳
腺结构的紊乱。乳腺增生症既不是肿瘤, 也不属于炎症, 其主要症
状是乳腺疼痛、结节或肿块等。

　　乳腺增生症的发病机制涉及激素水平的波动, 尤其是雌激素
和孕激素的变化。从组织学的角度来看, 此病多发生于中年妇女,
表现为乳腺组织的过度增生和退行性变化, 与内分泌功能的紊乱
密切相关。

处方 1 乳块消汤

【方　药】夏枯草、鱼腥草、丹参、牡蛎各 30 克, 紫草、浙贝母各 12
克, 乳香、没药各 10 克, 甘草 3 克, 苦竹、大青叶各 15 克。

【用　法】水煎2次,分3次服,每日1剂。连服20剂为1个疗程。

【适应证】适用于乳腺增生。

处方2　加味补中益气汤

【方　药】蒲公英、生黄芪各25克,当归、党参各15克,白术、陈皮各12克,升麻、甘草各6克,柴胡10克,金银花18克。

【用　法】将上药置于锅中,水煎2次服,每日1剂。

【适应证】适用于乳痈。

处方3　三苯氧胺

【药　名】三苯氧胺

【用　法】口服用药,10~20毫克/次,每日2次。

【适应证】适用于乳腺增生严重及乳房胀痛者。

处方4　小金片

【药　名】小金片

【用　法】口服用药,2~3片/次,每日2次,饭后服用。

【适应证】适用于乳腺结节,乳腺增生的患者。孕妇禁服。

第九节　更年期综合征

更年期综合征是指妇女在绝经前后因卵巢功能逐渐衰退,出现一系列以自主神经功能障碍为主的症状。此病主要表现在潮热、出汗,伴随头晕、心悸以及颜面和颈部皮肤的潮红,少数人还可能出现忧郁、头痛、失眠等症状。

从中医的角度看,更年期综合征的发生与妇女体内的"七七肾气衰、冲任虚少、天癸将竭"有关。这一理论表明,肾阴不足、阳失潜藏或肾阳虚衰,导致正常的脏腑功能逐渐下降,从而出现上述症状。在病程后期,还可能会引起骨质疏松或骨折等。

处方 1 加味滋阴汤

【方　药】川楝子 12 克,北沙参 20 克,麦冬、小麦、当归各 10 克,茯苓 12 克,百合、枸杞子、白芍、生地各 15 克,大枣 6 枚。

【用　法】将上药置于锅中,水煎服,每日 1 剂。

【适应证】适用于妇女更年症及经前紧张综合征。

处方 2 养脾益气汤

【方　药】生黄芪、党参各 15 克,八月札、茺蔚子、炒白术、鹿角胶(烊冲)、当归、龟甲胶、白茯苓、酸枣仁、远志各 10 克,甘草、木香各 6 克,生龙骨、生牡蛎各 20 克,磁石、沙苑子各 30 克。

【用　法】将上药置于锅中,水煎服。每日 1 剂,30 剂 1 个疗程。

【适应证】适用于妇女更年期综合征。

处方 3 龙牡加味逍遥散

【方　药】生龙骨、生牡蛎各 30 克,当归、女贞子各 12 克,柴胡、白术、五味子、甘草各 10 克,茯苓、白芍各 15 克。

【用　法】将上药加水煎 2 次,分 2 次口服,每日 1 剂。

【适应证】适用于更年期综合征。

处方 4 盐酸帕罗西汀

【药　名】盐酸帕罗西汀肠溶缓释片

【用　法】口服用药,早晨服药效果更佳,初始剂量为 25 毫克 / 日。以日剂量 12.5 毫克的幅度增量,每次增加剂量的间隔时间至少 1 周。最高给药剂量为 62.5 毫克 / 日。

【适应证】适用于更年期伴有焦虑障碍的患者。

处方 5 盐酸可乐定片

【药　名】盐酸可乐定片

【用　法】口服用药，0.025~0.075 毫克 / 次，每日 2 次。

【适应证】适用于更年期伴有潮热的患者。

第十节　盆腔瘀血综合征

盆腔瘀血综合征是指由于盆腔淤血而引起的一种病症，表现为慢性下腹疼痛、极度疲乏感和某些神经衰弱等症状。其中以慢性下腹部疼痛、低位腰痛、快感不快、极度的疲劳感、白带过多和痛经为最常见。

盆腔瘀血综合征多见于 30~50 岁的经产妇女，从中医角度看，其发病机制常涉及气滞血瘀、寒湿凝滞、气虚血瘀、肝肾亏损等原因。任何使盆腔静脉流出盆腔不畅或受阻的因素，均可致盆腔静脉瘀血。

处方 1 膈下逐瘀汤

【方　药】当归、赤芍各 15 克，桃仁 12 克，红花、川芎、枳壳、延胡索、制香附、乌药、五灵脂（包煎）各 10 克，炙甘草 6 克。

【用　法】将上药加水 800 毫升煎煮，分早、晚 2 次服，每日 1 剂。连用 6 剂，再予调方。

【适应证】适用于少腹胀痛、经前加剧、涩滞不畅、腰骶胀痛、情志不宁等。

处方 2 补阳还五汤

【方　药】炙黄芪 30 克, 当归、赤芍各 15 克, 桃仁 12 克, 川芎、红花、
　　　　　地龙、延胡索各 10 克, 水蛭 9 克。

【用　法】将上药加水煎服, 每日 1 剂, 连服 6~8 剂。

【适应证】适用于少腹隐痛、外阴肿胀、月经量少、夹有血块等。

处方 3 左归丸加减汤

【方　药】丹参、川牛膝各 20 克, 熟地黄、山药各 15 克, 枸杞子、山
　　　　　茱萸、菟丝子、三棱、莪术、鹿角胶、龟甲胶各 10 克。

【用　法】将上药加水 600 毫升煎服, 每日 1 剂, 连用 6~10 剂为 1 个
　　　　　疗程。

【适应证】适用于腰骶疼痛、下腹绵痛、月经量少、白带量多等。

处方 4 抑制卵巢功能治疗

【药　名】醋酸甲羟孕酮

【用　法】口服用药, 4~10 毫克 / 日, 共 7~10 天, 周期性用药。

【适应证】适用于出血闭经导致的盆腔瘀血。

处方 5 改善血管张力

【药　名】地奥司明片

【用　法】口服用药, 0.5 克 / 日, 每日 2 次, 分别于午餐和晚餐时
　　　　　服药。

【适应证】适用于微循环引起的盆腔瘀血。哺乳期慎用。

第十一节 多囊卵巢综合征

多囊卵巢综合征是指育龄期妇女出现的一种极其复杂且常见的内分泌代谢疾病。其临床特征是生育期妇女发生较长时期不排卵现象,与下丘脑、垂体、卵巢、肾上腺、胰腺和遗传等不良致病因素相关。

从中医的角度看,多囊卵巢综合征是一种复杂的内分泌失调性疾病,其形成可能与外部因素和体内的病理变化相关。其中,外部因素主要表现为痰邪侵袭,导致痰湿停滞在胞宫,引发一系列病理变化,包括肾虚、痰湿阻滞、肝郁化火以及气滞血瘀等。

处方 1 右归丸

【方　药】熟地黄 24 克, 山药、当归、杜仲、鹿角胶、菟丝子各 12 克, 枸杞子、山茱萸、当归各 9 克, 肉桂、制附子各 6 克。

【用　法】将上药加水 600 毫升煎煮, 分 2 次口服, 每日 1 剂, 连服 6 剂为 1 个疗程。

【适应证】适用于多囊卵巢综合征。

处方 2 补肾化瘀汤

【方　药】生地黄、熟地黄、当归、黄精各 10 克, 皂角刺 12 克, 麦冬 9 克。

【用　法】将上药加水 500 毫升煎煮, 分 2 次口服, 每日 1 剂, 连服 10~12 剂为 1 个疗程。

【适应证】适用于肝郁型多囊卵巢综合征。

处方 3 丹栀逍遥散

【方　药】当归、白芍、柴胡、白术、茯苓各 10 克, 牡丹皮、栀子、甘草各 6 克。

【用　法】将上药加水 800 毫升煎后分服, 每日 1 剂, 连服 6~10 剂为
　　　　　1 个疗程。

【适应证】适用于多囊卵巢综合征。

处方 4 调节月经周期

【药　名】短效复方口服避孕药

【用　法】口服用药, 常见的有 21/7 方案和 24/4 方案。21/7 方案
　　　　　即在月经第 1 天开始服用, 连续服用药品 21 天停药 7 天;
　　　　　24/4 方案即服用 24 天后, 停药 4 天。

【适应证】适用于青春期、育龄期无生育要求、因排卵障碍引起月经
　　　　　紊乱的患者。

处方 5 降低雄激素水平

【药　名】螺内酯

【用　法】口服用药, 20 毫克 / 次, 每日 1 次, 可对比过去的发作情
　　　　　况进行加减剂量。

【适应证】适用于短效避孕药治疗效果不佳或者有禁忌证的多囊卵巢
　　　　　患者, 需要警惕高钾血症。

第四章

男科疾病

第一节 遗 精

遗精是指男子在非性交时出现的射精现象。发生在夜间睡梦中时,称为梦遗;发生在白天清醒时,称为滑精。此病常伴有头昏、眼花、耳鸣、失眠、精神萎靡、腰酸腿软等一系列症状。

遗精的发生与精关不固有关。情志失调、过度疲劳、手淫妄想、饮食不当等因素都有可能引起心火的激动、湿热下注、心脾功能亏损以及肾虚不固,直接或间接地影响精关的稳固功能,导致出现梦遗或滑精。

处方 1 玉锁丹

【方　药】五倍子、牡蛎各 30 克, 山药、白茯苓、白龙骨、莲须、芡实各 15 克, 菟丝子 20 克, 杜仲 10 克。

【用　法】将上药置于锅中, 水煎服, 每日 1 剂。

【适应证】适用于滑精。

处方 2 盐酸舍曲林片

【药　名】盐酸舍曲林片

【用　法】口服用药, 每日 1 次, 开始每次 50 毫克, 根据病情可以逐渐增加至每日 200 毫克。

【适应证】药物能够降低性冲动以及性敏感度，从而改善遗精情况。

处方 3 盐酸帕罗西汀

【药　名】盐酸帕罗西汀肠溶缓释片

【用　法】口服用药，早晨服药效果更佳，初始剂量为 25 毫克 / 日。以日剂量 12.5 毫克的幅度增量，每次增加剂量的间隔时间至少 1 周。最高给药剂量为 62.5 毫克 / 日。

【适应证】适用于遗精早泄，焦虑。

处方 4 达泊西汀

【药　名】达泊西汀

【用　法】口服用药，首次剂量为 30 毫克 / 次，每日 1 次，若效果欠佳可以调整至最大剂量为 60 毫克。药片应完整吞下，建议至少用一满杯水送服药物。

【适应证】适用于遗精早泄患者。

第二节　阳　痿

　　阳痿是指男性生殖器痿弱不用、不能勃起，或勃起不坚、不能完成正常性生活的一种病症，是成年男性的一种常见病和多发病。此病的病程在 3 个月以上，房劳过度或手淫等因素可能导致肾精过度耗损，使得命门火逐渐衰弱，导致发生阳痿。

　　阳痿多发生在 40 岁以上的成年人，主要分为原发性阳痿和继发性阳痿。原发性阳痿是指凡成年男子在性生活中一次也未能将阴茎纳入阴道；继发性阳痿是指既往有过成功性交，而后发生阳痿。

处方 1 归脾汤

【方　药】白术、茯神、黄芪、龙眼肉、酸枣仁各 18 克, 人参、木香各 9
　　　　克, 当归、远志各 3 克, 炙甘草、生姜各 6 克, 大枣 1 枚。

【用　法】将上药置于锅中, 加入 6 克生姜, 1 枚大枣, 水煎服, 每日 1 剂。

【适应证】适用于阳痿。

处方 2 柴胡疏肝散

【方　药】陈皮、柴胡各 6 克, 川芎、香附、枳壳、芍药各 5 克, 炙甘草
　　　　2 克。

【用　法】将上药用水煎服, 每日 1 剂, 每日 3 次, 每次 40 毫升。

【适应证】适用于阳痿。

处方 3 清化益肾汤

【方　药】柴胡、当归须、川牛膝、车前子（包）、黄柏、知母、甘草、蛇
　　　　床子、龙胆草、山栀衣各 10 克, 木通 6 克, 山萸肉、土茯苓
　　　　各 20 克, 炙黄芪、熟地、夜交藤各 30 克, 皂角刺 3 克, 覆
　　　　盆子 15 克, 蜈蚣 2 条。

【用　法】水煎 3 次, 分 3 次服, 每日 1 剂。每次服药后, 卧床休息
　　　　0.5~1 小时。30 剂为 1 个疗程, 连服 2~3 个疗程。

【适应证】适用于阳痿。

处方 4 磷酸二酯酶 5 抑制剂治疗

【药　名】西地那非

【用　法】口服用药, 在性生活前约 1 小时按需服药, 推荐剂量 50 毫
　　　　克, 每日最多使用 1 次, 基于药效和耐受性, 日剂量可以在
　　　　25~100 毫克之间调整。

【适应证】适用于阳痿患者。

处方 5　雄激素

【药　名】十一酸睾酮胶丸

【用　法】口服用药，起始剂量每日 120~160 毫克，连续服用 2~3 周，然后维持剂量为每日 40~120 毫克。

【适应证】适用于原发性或继发性性腺功能低下的睾酮补充疗法。

处方 6　射精延迟的药物

【药　名】育亨宾

【用　法】口服用药，1 片/次，每日 3 次，4 周为 1 个疗程。

【适应证】适用于阳痿、性功能障碍的患者。

第三节　血精症

　　血精症是指精液中存在血液，是男科和泌尿外科的一种常见疾病。根据含血量的多少，表现为肉眼血精、精液中混有血丝或显微镜下有少量红细胞。此病出现于发育后的任何年龄，一般以处于性活动旺盛期的 30~40 岁的青壮年多见。

　　血精症可以分为三种类型：一是阴虚火旺型，伴有少量鲜红色血精、性欲旺盛、口干心烦、晚间盗汗等症状；二是湿热蕴结型，多为急性发病期，伴有尿频尿急、尿道灼痛等症状；三是气不统血型，伴有疲乏无力、食少便溏、阴部坠胀等症状。

处方 1　桂芪饮

【方　药】黄芪 30 克，肉桂 6 克。

【用　法】将上药共研细末,装入胶囊备用,每次黄酒3克送服,每日3次。

【适应证】适用于血精症。

处方2　凉精汤

【方　药】藕节、白茅根、大蓟、小蓟各15克,血余炭100克。

【用　法】将上药加水600毫升同煎,先用武火煎沸后,再改用文火续煎30分钟,取药汁一次服下。每日1剂,连服7剂为1个疗程。

【适应证】适用于血精症,以阴虚火旺型为主。

处方3　马鞭三妙汤

【方　药】马鞭草30克,地锦草20克,苍术、牛膝各10克。

【用　法】将上药加水600毫升同煎,先用武火煎沸后,再改用文火续煎30分钟,取药汁一次服完。每剂煎2次,每日1剂,连服10天为1个疗程。

【适应证】适用于血精症,以湿热蕴结型为主。

处方4　维生素K片

【药　名】维生素K片

【用　法】口服用药,10毫克/次,每日3次。

【适应证】适用于血精反复或者出血量较大者。有血栓者注意调整剂量。

处方5　头孢类药物

【药　名】头孢克洛

【用　法】口服用药,250~500毫克/次,每8小时一次,重症感染者可以剂量加倍,但每日不超过4克。

【适应证】适用于精囊炎导致的血精。过敏者慎用。

第四节　前列腺炎

　　前列腺炎是泌尿外科的一种常见病，是以尿道刺激症状和慢性盆腔疼痛为主要临床表现的前列腺疾病。这一病症是由病原体感染或其他原因所致，不规律的性生活、久坐、酗酒、辛辣饮食等可能是前列腺炎的诱发因素。

　　急性前列腺炎又称为热淋，将慢性前列腺炎、前列腺痛称为尿精、精浊、劳淋等。此病由湿热下注、瘀血内停、脾气亏虚、阴虚火旺、肾阳不足所致，包括细菌性前列腺炎、非细菌性前列腺炎和前列腺痛三种类型。

处方 1　土茯苓煎

【方　药】土茯苓、败酱草、马齿苋、蜂房各 30 克，赤芍、泽兰、桃仁、路路通各 10 克，连翘、川牛膝各 12 克，甘草 6 克。

【用　法】将上药加水煎 2 次，分 2 次口服。每日 1 剂，连用 30 剂为 1 个疗程。

【适应证】适用于因湿热下注引起的慢性前列腺炎。

处方 2　活血清利方

【方　药】丹参、瞿麦、女贞子各 20 克，败酱草、白花蛇舌草、车前草、生地黄各 30 克，牛膝 15 克，莪术、王不留行、黄柏各 10 克。

【用　法】将上药加水煎 2 次，分 2 次口服。每日 1 剂，连服 20 剂为 1 个疗程，以 3 个疗程为宜。

【适应证】适用于慢性淋菌性前列腺炎。

处方 3　活络效灵丹加减

【方　药】乳香、没药、当归、续断各 30 克, 大血竭 50 克。

【用　法】取前 4 味加水煎煮 2 次合汁。大血竭研末,加入上述煎汁,
续煎并浓缩至 200 毫升, 待药凉至 40℃左右。叮嘱患者
取膝胸卧位, 进行保留灌肠。隔日 1 次, 连用 6 剂为 1 个
疗程。

【适应证】适用于慢性前列腺炎。

处方 4　头孢类药物

【药　名】头孢克洛

【用　法】口服用药, 250~500 毫克 / 次, 每 8 小时一次, 重症感染者
可以剂量加倍, 但每天不超过 4 克。

【适应证】适用于急性前列腺炎。过敏者慎用。

处方 5　α 受体阻滞剂

【药　名】盐酸坦索罗辛

【用　法】口服用药, 0.2~0.4 毫克 / 次, 每日 1 次, 饭后服用。

【适应证】适用于前列腺增生、前列腺炎引起的排尿异常。注意监测
血压, 直立性低血压患者、冠心病患者慎用。

第五节　男性不育症

不育症是指夫妇同居 1 年以上, 没有采取任何避孕措施, 由
于男方因素造成女方不孕的情况。不育症并非单一独立的疾病, 而
是由多种因素造成的复杂的临床综合现象, 任何影响精子发生、成
熟、排出、获能或受精的因素都可能影响男性的生育能力。

不育症又称为无嗣, 根据生育能力, 不育症可分为绝对不育和

相对不育。按照临床表现,不育症可分为原发性和继发性不育。按照性器官病变部位,不育症可分为睾丸前性、睾丸性和睾丸后性。

处方 1 疏补促嗣汤

【方　药】熟地、生地、女贞子、菟丝子、当归、韭菜子、蛇床子、甘草各 30 克,龙胆草、柴胡、木通各 6 克,水蛭、地鳖虫各 3 克,蜈蚣 1 条(研冲),覆盆子、巴戟天、泽泻、肉苁蓉、车前子(包)各 10 克。

【用　法】将上药水煎 3 次,分 3 次服,每日 1 剂,30 剂为 1 个疗程。

【适应证】适用于男性不育症。

处方 2 周氏清精汤

【方　药】金银花、蒲公英、土茯苓各 20~50 克,败酱草、连翘、萹蓄各 15~30 克,黄柏、虎杖、车前子各 10~15 克。

【用　法】将上药加水煎 2 次,分 2~3 次口服,每日 1 剂。

【适应证】适用于由慢性前列腺炎或附睾炎引起的不育症。

处方 3 改善细胞能量代谢的治疗

【药　名】左卡尼汀口服液

【用　法】口服用药,1 克 / 次,每日 2~3 次,餐间和餐后服用最佳,可以单独服用,或者也可溶于其他饮品或液态食物中服用。

【适应证】适用于精子活力欠佳的不育症。

处方 4 改善微循环的治疗

【药　名】胰激肽原酶肠溶胶囊

【用　法】空腹服用,120~240 单位 / 次,每日 3 次。

【适应证】适用于精子不成熟的不育症,有辅助睾丸生精作用。

第六节　性功能障碍

　　男性性功能障碍是指男性性功能和性满足无能,常表现为性欲障碍、阳痿、早泄、遗精、不射精和逆行射精等。性功能障碍除部分因全身疾病和生殖系统疾病等器质性病变所致,大部分属于性心理功能障碍。

　　男性性功能障碍表现为性欲改变、勃起功能障碍、射精障碍等。既可出现以阳痿为代表的勃起障碍,也可出现早泄或不射精等障碍。性功能障碍可以发生在各个年龄段的成年男性中,最常见的发病人群是老年人。

处方 1　亢疾灵

【方　药】干蜈蚣 16 克,当归、白芍、甘草各 60 克。

【用　法】先将当归、白芍、甘草晒干,共研细末,过 90~120 目筛;再把干蜈蚣研细;混合两种粉末后,分制成 40 包药粉。治疗时,每次取半包或 1 包,用白酒或黄酒送服,每日 2 次,连服 15 日为 1 个疗程。

【适应证】适用于因肝血不足、经气不通引起的阳痿。

处方 2　补阳求偶汤

【方　药】蛤蚧、马钱子、蜈蚣各等份。

【用　法】将上药共研细末,装入口服胶囊备用,每次 2 粒口服,早、晚各 1 次温开水送服,连用 20 日为 1 个疗程,停药 1 周,续服无效。

【适应证】适用于因肾虚引起的性欲低下或勃起不坚。

处方 3 王不留仙茅汤

【方　药】路路通、王不留行、五味子、牛膝、仙茅、淫羊藿各 15 克,
　　　　枸杞子、菟丝子、肉苁蓉、巴戟天各 20 克。
【用　法】将上药加水煎 2 次取汁, 混合后分 2~3 次口服。每日 1 剂,
　　　　连用 28 剂为 1 个疗程。
【适应证】适用于功能性不射精症。

处方 4 选择性 5 型磷酸二酯酶抑制剂

【药　名】枸橼酸西地那非
【用　法】口服用药, 性交前 1 小时服用。
【适应证】适用于阴茎勃起功能障碍的患者。

处方 5 射精延迟的药物

【药　名】育亨宾
【用　法】口服用药, 1 片 / 次, 每日 3 次, 4 周为 1 个疗程。
【适应证】适用于阳痿、性功能障碍的患者。

第七节　前列腺增生症

　　前列腺增生症又称为前列腺肥大,是老年男性常见疾病之一。这一病症以老年男性居多,大多发生在 50 岁以后,其发病率随年龄而逐渐升高。其发病原因与人体内雄激素与雌激素的平衡失调有关。

　　前列腺增生症是一种常见的男性泌尿系统疾病,其主要症状包括尿频、排尿不尽或费力、尿线变细、夜尿频,甚或发生尿潴留等。此病的病理变化主要表现为良性前列腺增生,导致下尿道梗阻,引发排尿困难及尿潴留等生理变化。

处方 1 前列安丸

【方　药】益母草 50 克, 白花蛇舌草、山药各 30 克, 当归、酒白芍各
　　　　15 克, 柴胡、红花、牛膝、鸡内金、生甘草各 10 克, 炙水蛭
　　　　5 克, 蜈蚣 3 条。

【用　法】先将益母草、白花蛇舌草加水煎煮, 至药汁浓缩为软膏状;
　　　　然后, 再把余药共研细末、掺入, 一并制成梧桐子大小的蜜
　　　　丸。治疗时, 每次 9 克口服, 每日 2~3 次, 连用 30 日为 1
　　　　个疗程。服药期间忌用辛辣和酒精类饮料。

【适应证】适用于非细菌性前列腺炎。

处方 2 黄芪琥珀汤

【方　药】生黄芪、琥珀末（冲服）30 克, 车前子 15 克, 王不留行、
　　　　夏枯草、山茱萸各 10 克, 肉桂、桔梗各 5 克。

【用　法】将上药加水煎 2 次口服, 每日 1 剂, 连服 30 剂为 1 个疗程。

【适应证】适用于前列腺增生症。

处方 3 盐酸坦索罗辛缓释胶囊

【药　名】盐酸坦索罗辛缓释胶囊

【用　法】口服用药, 0.2~0.4 毫克 / 次, 每日 1 次, 饭后服用。

【适应证】适用于前列腺增生、前列腺炎引起的排尿异常。注意监测
　　　　血压, 直立性低血压患者、冠心病患者慎用。

处方 4 非那雄胺片

【药　名】非那雄胺片

【用　法】口服用药, 5 毫克 / 次, 每日 1 次。

【适应证】适用于前列腺增生。

处方 5 盐酸特拉唑嗪

【药　名】盐酸特拉唑嗪

【用　法】口服用药，1 毫克 / 次，睡前服用。

【适应证】适用于前列腺增生，警惕低血压发生。

第八节　阴茎静脉曲张

　　阴茎静脉曲张可能主要由先天性血管发育异常引起，也可能是由后天性疾病导致的，如精索静脉曲张、肝硬化等。在某些个体中，阴茎静脉曲张可能是由久站劳累、房事过度或遗传等因素引起的，导致阴茎浅静脉及下淋巴回流受阻，进而形成曲张静脉团。

　　对于阴茎静脉曲张的治疗，需采用不同的方法，常涉及活血化瘀、祛风活络、调理气血等方法，以改善血液循环，缓解症状。在西医治疗方面，可能会考虑手术干预或药物治疗，以减轻症状和改善阴茎静脉曲张的情况。

处方 1 益气通精汤

【方　药】黄芪 20 克，升麻、柴胡、桃仁、小茴香、三棱、莪术、杜仲各 10 克，丹参 15 克。

【用　法】将上药置于锅中，水煎服。每日 1 剂，日服 2 次。

【适应证】适用于治疗精索静脉曲张症。

处方 2 防己泽兰汤加减

【方　药】草薢、汉防己、怀牛膝、泽兰、荔枝核、川楝子、赤芍各 10 克，小青皮 6 克，柴胡 5 克。

【用　法】将上药加 900 毫升水煎煮，煮取 300 毫升，每日 3 次分服。

【适应证】适用于治疗湿热夹瘀型精索静脉曲张引起的阴囊肿痛。

处方 3 迈之灵

【药　名】迈之灵。

【用　法】口服, 0.3 克 / 次, 每日 2 次。

【适应证】适用于轻度阴茎静脉曲张, 可以延缓疾病进展。

处方 4 地奥司明

【药　名】地奥司明片

【用　法】口服, 0.45 克 / 次, 每日 2 次。

【适应证】适用于阴茎静脉曲张, 可以缓解肿胀疼痛, 若出现胃肠道不适, 可考虑停药。

第九节　男性更年期综合征

　　男性更年期综合征又称为成人睾丸间质细胞衰竭, 是指男性进入一定年龄段后逐渐发生间质细胞功能减退, 导致睾丸内分泌功能和精子生成能力降低。这种状况可能源于睾丸本身病变, 也可能是由全身性疾病引起的。

　　男性更年期综合征的症状表现为情绪不稳、焦虑、失眠等, 并伴有头痛、血压升高、心悸、性欲减退甚至阳痿等。此病通常发生在 50~60 岁之间, 有睾丸炎或睾丸手术史者, 也许起病时间更早。

处方 1 冷氏验方

【方　药】巴戟天、补骨脂各 10 克, 山药 20 克, 熟地黄、山茱萸各 15 克。

【用　法】将上药加水 600 毫升同煎, 先用武火煎沸后, 改用文火续煎 2 分钟, 取药汁一次服下, 每日 1 剂, 连服 6 剂为 1 个疗程。

【适应证】适用于男性更年期综合征, 以脾肾阳虚型为主。

处方 2 李氏温胆汤

【方　药】白芍 15 克, 枳实、川楝子、制半夏各 10 克, 黄连 5 克。

【用　法】将上药加水 500 毫升同煎, 先用武火煎沸, 后改为文火续
　　　　　煎 2 分钟, 取药汁一次服下; 每日 1 剂, 连服 6~12 剂为 1
　　　　　个疗程。

【适应证】适用于男性更年期综合征, 以肝郁胆热型为主。

处方 3 百合大枣汤加减

【方　药】百合 120 克, 浮小麦 30 克, 生地黄 15 克, 炙甘草、大枣各
　　　　　10 克。

【用　法】将上药加水 500 毫升煎煮, 先用武火煎沸后, 改文火续煎 3
　　　　　分钟, 将药汁一次服下。每日水煎 1 剂, 连用 6~12 天奏效。

【适应证】适用于男性更年期综合征, 以心肾不交型为主。

处方 4 十一酸睾酮软胶囊

【药　名】十一酸睾酮软胶囊

【用　法】口服用药, 起始剂量每日 120~160 毫克, 连续服用 2~3 周,
　　　　　然后维持剂量为每日 40~120 毫克。

【适应证】适用于男性更年期综合征, 原发性或继发性性腺功能低下
　　　　　的睾酮补充疗法。

处方 5 丙酸睾酮

【药　名】丙酸睾酮

【用　法】肌肉注射, 10~50 毫克 / 次, 每周 2~3 次。

【适应证】适用于男性更年期综合征以及雄激素缺乏者。

第五章

骨伤科疾病

第一节 骨 折

　　骨折是指骨结构的完整性遭到破坏或连续性中断的状况。这种情况通常是由于骨骼承受的力量超过了其自身能够承受的最大强度而发生的。临床上，骨折的典型表现包括外伤后局部疼痛、肿胀以及活动受限等症状。

　　骨折在儿童和老年人中较为常见，中青年中也时有发生。此病的发生通常是由创伤或骨骼疾病所导致，大部分骨折都是由于直接或间接暴力作用引起。跌倒、撞击、交通意外等暴力因素是导致骨折的常见原因。

处方 1 生骨散

【方　药】煅自然铜、金毛狗脊、龙骨、牡蛎各 50 克，骨碎补 30 克，龟板、鳖甲各 20 克。

【用　法】将上药共研细粉，装胶囊服或散服均可，每次服 5 克，每日服 3 次，服 10 日为 1 个疗程。

【适应证】适用于骨折及骨质疏松。

处方 2 血府逐瘀汤加味

【方　药】当归尾、赤芍、乳香、没药、川牛膝各 12 克，生地、桃仁、枳壳、柴胡、川芎各 9 克, 朱砂根、骨碎补各 15 克, 大驳骨 30 克, 红花、桔梗、甘草各 6 克。

【用　法】将上药置于锅中, 水煎 3 次, 分 3 次服, 每日 1 剂。

【适应证】适用于骨折肿痛。

处方 3　止痛药物

【药　名】洛索洛芬钠片

【用　法】口服用药, 60~120 毫克 / 次, 每日 3 次。

【适应证】适用于任何骨折导致的疼痛, 有胃病的患者警惕消化道出血。

处方 4　预防血栓形成

【药　名】低分子肝素钙注射液

【用　法】皮下注射, 每日两次, 每次注射剂量 85 单位 / 千克, 可依据患者的体重范围调整。

【适应证】适用于任何骨折卧床, 血栓高危人群。

处方 5　消肿药物

【药　名】甘露醇

【用　法】静脉输液。125 毫升 / 次, 每日 1~2 次。

【适应证】适用于局部肿胀严重的患者, 改善软组织情况。

第二节　落　枕

　　落枕又称为失枕, 是由于睡眠姿势不佳或颈部受风受凉而引起的颈项疼痛。此病起病较急, 时常于睡眠后突然感觉一侧颈部酸痛或活动不便,并朝向上肢或肩部放射,严重者会造成头部歪向另一侧。

落枕可发生在任何年龄,尤其在春、冬季节更为常见。一般认为,落枕的发生与睡枕、睡眠姿势及受风寒相关。睡枕过高、过低或过硬时,会使颈部处于过伸、过屈的状态,引起肌肉痉挛劳损;睡眠姿势不当,也会引起头颈部肌肉过度偏转、拉伸或扭伤。

处方 1 刀豆壳汤

【方　药】刀豆壳 15 克,羌活、防风各 9 克。

【用　法】将上药加水 800 毫升后略泡,先用武火煎沸,再用文火续煎 30 分钟,滤出药汁一次口服,每日 1 剂。

【适应证】适用于风寒痹阻型落枕。

处方 2 杏仁葛根汤

【方　药】金银花 20 克,连翘、葛根各 12 克,桔梗、杏仁各 9 克。

【用　法】将上药加水 600 毫升略泡,先用武火煎沸,改用文火续煎 20 分钟,滤出药汁一次口服,每日 1 剂。

【适应证】适用于风寒痹阻型落枕。

处方 3 加味芍甘汤

【方　药】葛根 20 克,木瓜 15 克,防风、威灵仙各 12 克,白芍 6 克。

【用　法】将上药加水 800 毫升略泡,先用武火煎沸后,再用文火续煎 30 分钟,滤出药汁一次口服,每日 1 剂。

【适应证】适用于风寒痹阻型落枕。

处方 4 洛索洛芬钠片

【药　名】洛索洛芬钠片

【用　法】口服用药, 60~120 毫克 / 次, 每日 3 次。

【适应证】适用于任何原因导致的疼痛, 有胃病的患者警惕消化道
出血。

处方 5　塞来昔布

【药　名】塞来昔布

【用　法】口服用药, 100~200 毫克 / 次, 每日 2 次。

【适应证】适用于任何原因导致的疼痛, 有胃病的患者警惕消化道
出血。

处方 6　美洛昔康

【药　名】美洛昔康

【用　法】口服用药, 7.5 毫克 / 次, 每日 1 次。

【适应证】适用于任何原因导致的疼痛, 有胃病的患者警惕消化道
出血。

第三节　颈椎病

　　颈椎病又称为颈肩综合征, 是一种以退行性病理改变为基础
的临床综合征, 多见于超过 40 岁以上的中老年人。此病源于颈椎
的长期劳损、骨质增生, 或椎间盘脱出、韧带增厚等因素, 致使颈
椎脊髓、神经根或椎动脉受到压迫, 引发一系列功能障碍。

　　由于颈部受压部位的不同, 可将颈椎病分为神经根型、脊髓型
和椎动脉型颈椎病。神经根型表现为颈椎神经根受压迫, 导致颈、
肩、上肢疼痛; 脊髓型则涉及颈椎脊髓受压, 引发手部症状和步
态异常; 椎动脉型则与椎动脉受压有关, 可能引起头晕、眼花等
症状。

处方 1 定眩汤

【方　药】天麻、半夏、全蝎、僵蚕各9克,白芍、首乌藤各24克,钩藤(另包后下)20克,茯苓15克,丹参30克。

【用　法】将上药加水煎2次,分2次口服。每日1剂,连用15剂为1个疗程。

【适应证】适用于椎动脉型颈椎病。

处方 2 颈椎汤

【方　药】葛根30克,半夏、橘红、茯苓、炒栀子、菊花、炒枳壳各12克,甘草、竹茹各6克,生磁石20克,丝瓜络9克,钩藤、川芎各15克。

【用　法】将上药置于锅中,水煎服,每日1剂。

【适应证】适用于颈椎病综合征。

处方 3 葛藤汤

【方　药】葛根、钩藤、丹参、鸡血藤、当归、黄芪、桑寄生各15克,姜黄、白芥子、地龙、牛膝、川芎、桂枝、全蝎、地鳖虫、木香各9克,甘草6克,蜈蚣2条,白芍12克。

【用　法】水煎2次,饭后1小时温服,每日1剂,15剂为1个疗程。

【适应证】适用于各型颈椎病。

处方 4 塞来昔布

【药　名】塞来昔布

【用　法】口服用药,100~200毫克/次,每日2次。

【适应证】适用于颈椎病导致的疼痛,有胃病的患者警惕消化道出血。

处方 5　依托考昔

【药　名】依托考昔

【用　法】口服用药，30~60 毫克 / 次，每日 1 次。

【适应证】适用于颈椎病导致的疼痛，有胃病的患者警惕消化道出血。

处方 6　洛索洛芬钠片

【药　名】洛索洛芬钠片

【用　法】口服用药，60~120 毫克 / 次，每日 3 次。

【适应证】适用于任何原因导致的疼痛，有胃病的患者警惕消化道出血。

第四节　肩周炎

　　肩周炎是指以肩关节疼痛和活动性强直为主要表现的一种临床综合征。此病好发于 50 岁左右的中年人，女性多于男性，且多见于体力劳动者，肩周炎的症状表现为肩周围疼痛、关节活动受限和疼痛等。有时可放射至肘、手及肩胛区，但无感觉障碍。

　　肩周炎又称为五十肩、冻结肩、漏肩风，常由多种内外因素引发，主要包括年老体弱、肝肾功能亏损、气血不足导致筋失濡养、关节失利，加上创伤、劳损或风寒湿邪等外部因素作为诱因，进而使得气血在肩部瘀滞、痰浊堆积、瘀阻关节而引发疾病。

处方 1　肩痹汤

【方　药】鲜桑枝 90 克，鲜槐枝、鲜柏枝各 60 克，鲜柳枝、鲜松枝、鲜艾叶各 30 克，桂枝 15 克，白酒（后下）16 克。

【用　法】将上药加水煎煮沸，进行局部熏洗，每次 20~30 分钟，每日 2 次，每日 1 剂。

【适应证】适用于肩周炎。

处方 2　温通活血汤

【方　药】鸡血藤 30 克, 黄芪 20 克, 海风藤、桑枝各 25 克, 制川乌、制草乌（先煎 2 小时）各 8 克, 细辛 6 克, 附片（先煎 2 小时）、路路通、川芎、当归、羌活、片姜黄、红花各 15 克, 地龙、桂枝各 12 克, 炙甘草 10 克。

【用　法】将上药以文火水煎, 每日早、晚各 1 次口服, 每日 1 剂。连服 18 剂为 1 个疗程。

【适应证】适用于肩周炎。

处方 3　祛寒化湿散

【方　药】桂枝 20 克, 薏苡仁、苍术、威灵仙各 12 克, 麻黄、樟脑、高良姜各 10 克, 红花、细辛、白芷、没药、赤芍、羌活、独活各 6 克。

【用　法】将上药研成细末, 加蜜调匀, 睡前一次性将药膏敷于患肩, 外盖塑料薄膜, 再以热水袋熨之, 每次 5~10 小时, 每隔 5 日更换敷药。

【适应证】适用于肩周炎。

处方 4　依托考昔

【药　名】依托考昔

【用　法】口服用药, 30~60 毫克 / 次, 每日 1 次。

【适应证】适用于颈椎病导致的疼痛, 有胃病的患者警惕消化道出血。

处方 5　洛索洛芬钠片

【药　名】洛索洛芬钠片

【用　法】口服用药, 60~120 毫克 / 次, 每日 3 次。

【适应证】适用于任何原因导致的疼痛, 有胃病的患者警惕消化道
　　　　　出血。

处方 6　塞来昔布

【药　名】塞来昔布

【用　法】口服用药, 100~200 毫克 / 次, 每日 2 次。

【适应证】适用于颈椎病导致的疼痛, 有胃病的患者警惕消化道
　　　　　出血。

第五节　足跟痛

　　足跟痛通常是指足跟处的疼痛感, 是一种常见症状。许多疾病
都有可能引起足跟疼痛, 起因主要涉及足跟部骨和软组织疾病。足
跟疼痛常见于腱膜炎症、跟骨脂肪垫萎缩、外伤、痛风等疾病。

　　如果长期对足部施加高负荷或穿着不合适的鞋, 同样可能导
致足跟痛的发生。足跟疼痛发作时, 严重者会影响个体的日常活
动。在面对足跟疼痛时, 要采取合适的治疗措施, 包括药物治疗、
物理疗法、足部保健和康复措施。

处方 1　三生散

【方　药】生南星、生半夏、生草乌各等份。

【用　法】将上药研细、过筛, 装瓶密封备用。治疗时, 取适量药粉, 与
　　　　　鸡蛋清调匀, 涂搽足跟患处, 并叮嘱患者卧床休息, 每日换
　　　　　药 1~2 次, 通常可在治疗 1 个月后奏效。

【适应证】适用于足跟痛。

处方 2 芍药甘草汤

【方　药】生白芍、炒白芍、生赤芍、炒赤芍、生甘草、炒甘草各 30 克。

【用　法】将上药置于锅中，水煎 3 次，分 4 次服，每日 1 剂。

【适应证】适用于跟骨痛（骨刺）。

处方 3 跟骨消刺汤

【方　药】熟地 30 克，炙黄芪、当归、龟甲各 15 克，山萸肉、怀山药、川牛膝、桑寄生、骨碎补、威灵仙、广地龙、桃仁、牡丹皮、炒薏苡仁、泽泻、茯苓各 10 克，红花、肉桂各 6 克，五加皮 20 克。

【用　法】水煎 3 次，分 3 次服，每日 1 剂，30 剂为 1 个疗程。

【适应证】适用于足跟骨骨刺。

处方 4 塞来昔布

【药　名】塞来昔布

【用　法】口服用药，100~200 毫克 / 次，每日 2 次。

【适应证】适用于任何原因导致的疼痛，有胃病的患者警惕消化道出血。

处方 5 非布司他

【药　名】非布司他

【用　法】口服用药，20 毫克 / 次，每日 1 次，根据病情可以调整剂量，最大剂量每日 80 毫克。

【适应证】适用于痛风导致的足跟痛。

第六节 膝关节病

膝关节病又称为膝关节骨性关节炎,是一种慢性关节疾病。膝关节是由股骨、胫骨和髌骨构成的,它是人体的承重关节,也是最易损伤的关节之一。此病不仅涉及关节内的各种病损,也常由各种关节外因素引起。

膝关节病包括骨性关节炎、滑膜炎、髌骨软化、半月板损伤等。此病既可以因为交叉韧带、半月板损伤引起,也可以因髌骨关节异常、关节软骨病变而引起。它的改变是关节软骨面的退行性病变和继发性的骨质增生。

处方1 健膝汤

【方　药】鸡血藤30克,鹿含草、伸筋草、透骨草(凤仙花根)、威灵仙、老鹳草各20克,牛膝、木瓜各15克,骨碎补12克,路路通10克。

【用　法】每日1剂,水煎2次,药液合一后分早、晚服,每日1剂。

【适应证】适用于膝关节骨质增生性关节炎。

处方2 利湿消肿汤

【方　药】萆薢10克,薏苡仁、生黄芪、益母草、土牛膝、土茯苓、茯苓皮、车前子各30克。

【用　法】将上药置于锅中,水煎分2次服,每日1剂。

【适应证】适用于膝关节积液。

处方3 硫酸氨基葡萄糖

【药　名】硫酸氨基葡萄糖

【用　法】口服用药,0.31~0.62克/次,每日3次,通常4~12周为

1 个疗程, 根据需要可延长。每年可重复治疗 2~3 个疗程。

【适应证】适用于各种膝关节病, 退行性关节炎。

处方 4 透明质酸钠

【药　名】透明质酸钠注射液

【用　法】注入关节腔内。一般成人每次 1 支, 每周 1 次, 连用 5 周。

【适应证】适合退行性关节炎, 有关节积液时, 应先酌情穿刺排液, 再注入药物。

第七节　跌打损伤

　　跌打损伤是指因跌扑、击打等情况, 造成软组织损伤、外伤肿胀疼痛以及皮肉破损出血等症状, 也包括摔伤、金刃伤等情形。其病理变化表现为淤血壅滞、血闭气阻, 故以疼痛、肿胀为主要症状。

　　跌打损伤发生后, 最初表现为受伤部位的明显疼痛。若周围神经受损, 可能会出现疼痛放射至神经分布区域的情况。此外, 受伤部位可能会出现较为明显的肿胀现象。如果肿胀程度较深, 还有可能会导致活动限制。

处方 1 大成汤

【方　药】大黄、玄明粉、枳壳各 6 克, 厚朴、当归、桃仁、木通、苏木各 3 克, 红花、甘草各 2 克。

【用　法】将上药置于锅中, 水煎温服, 每日 1 剂。

【适应证】适用于跌打重伤气绝之急救。

处方 2 活血舒络汤

【方　药】桃仁、红花、川芎、当归尾、威灵仙、秦艽、丹参、五灵脂、甘

草、醋香附、川牛膝、广地龙各 10 克, 没药、地鳖虫各 6 克,
全蝎 2 克（研粉分次冲服）, 生黄芪、鸡血藤各 30 克。

【用　法】将上药水煎 3 次, 分 3 次服, 每日 1 剂, 21 剂为 1 个疗程。

【适应证】适用于外伤多极痛。

处方 3　李傻子刀切剂

【方　药】陈年生石灰 120 克, 生大黄 30 克。

【用　法】将上药同炒至石灰呈粉红色, 大黄呈焦褐色, 共研成细粉
备用。取药粉适量撒于外伤创口, 盖消毒纱布固定。

【适应证】适用于外伤、刀伤之出血。

处方 4　云南白药气雾剂

【药　名】云南白药气雾剂

【用　法】外用, 喷于伤患处, 先喷云南白药气雾剂保险液, 若剧烈疼
痛仍不缓解, 可间隔 1~2 分钟重复给药, 每天使用不得超
过 3 次。喷云南白药气雾剂保险液间隔 3 分钟后, 再喷云
南白药气雾剂。

【适应证】适用于任何跌打损伤。过敏者慎用。

处方 5　双氯芬酸钠乳膏

【药　名】双氯芬酸钠乳膏

【用　法】外用, 涂抹于受伤部位, 每日多次。

【适应证】适用于任何跌打损伤, 过敏者慎用。

第八节 骨质增生症

　　骨质增生症是指椎骨边缘、关节边缘、关节面及骨突处骨小梁增多，以及骨密度增高的情况，是骨科中常见且多发的疾病。此病主要见于中老年人群，是由于骨质逐渐发生退行性变化而形成的刺状或唇样骨质增生。

　　骨质增生症又称为骨痹。这种骨与关节的退行性改变实际上是人体适应性变化的结果，是为了维持体内外平衡而产生的一种防御性反应。如果骨质增生症发生于负重活动关节，受刺激的创面骨质就会迅速生长而增生。

处方 1　皂刺汤

【方　药】皂角刺 50 克，当归、红花、山茱萸各 10 克，川芎 15 克，鸡血藤 30 克，威灵仙 12 克。

【用　法】将上药加水煎 2 次，分 2 次口服，每日 1 剂。

【适应证】适用于骨质增生症。

处方 2　白芍木瓜汤

【方　药】白芍 30 克，鸡血藤、威灵仙各 15 克，木瓜、甘草各 12 克。

【用　法】将上药加水煎煮，分 2~3 次口服，每日 1 剂。

【适应证】适用于骨质增生症。

处方 3　硫酸氨基葡萄糖

【药　名】硫酸氨基葡萄糖

【用　法】口服用药，0.31~0.62 克 / 次，每日 3 次，通常 4~12 周为 1 个疗程，根据需要可延长。每年可重复治疗 2~3 个疗程。

【适应证】适用于增生性骨关节病，退行性关节炎。

处方 4 透明质酸钠

【药　名】透明质酸钠注射液

【用　法】注入关节腔内。一般成人每次 1 支，每周 1 次，连用 5 周。

【适应证】适用于增生性骨关节病，退行性关节炎。

处方 5 非甾体消炎止痛药

【药　名】布洛芬缓释片

【用　法】口服用药，0.3 克 / 次，每 12 小时一次。

【适应证】适用于骨质增生导致骨关节疼痛。有胃病的患者慎用。

第九节　急性腰扭伤

　　急性腰扭伤通常是由不正确的姿势、过度用力或腰部肌肉不协调等原因引起，导致腰部肌肉、韧带、筋膜甚至椎间关节过度拉伸或扭伤。此病好发于 40~60 岁的青壮年，且男性发生的比例较女性多，常发生于剧烈运动、搬抬重物等腰部肌肉强力收缩时。

　　急性腰扭伤被视为跌倒或外力撞击导致局部气滞血瘀，使得经络阻塞不通，从而引发疼痛。急性腰扭伤是十分常见的一类损伤，多因腰部突然受到外力牵拉或姿势突然改变而导致的，如剧烈运动、搬抬重物、久坐后突然站起等情况。

处方 1 插骨散

【方　药】炒白术、白芍、川芎、肉桂、牛膝、木香、乳香、甘草各 15 克，米酒适量。

【用　法】将上药加水煎 2 次，混合后分 2 次口服，每日 1 剂，连用 7 剂为 1 个疗程。

【适应证】适用于急性腰扭伤。

处方 2 土鳖红花酒

【方　药】土鳖虫、红花各 10 克, 白酒适量。

【用　法】将中药置于 200 毫升白酒中略泡, 再加 200 毫升水, 接着用文火煎煮半小时, 分 3 次温服。

【适应证】适用于急慢性腰扭伤。

处方 3 身痛逐瘀汤

【方　药】川芎 12 克, 羌活、没药、当归、五灵脂（炒）、桃仁、香附、牛膝、地龙各 9 克, 秦艽、红花、甘草各 6 克。

【用　法】将上药加水煎 2 次, 混后分服, 每日 1 剂。

【适应证】适用于急性腰扭伤。

处方 4 非甾体消炎止痛药

【药　名】布洛芬缓释片

【用　法】口服用药, 0.3 克 / 次, 每 12 小时一次。

【适应证】适用于急性腰扭伤导致的疼痛。有胃病的患者慎用。

处方 5 云南白药气雾剂

【药　名】云南白药气雾剂

【用　法】外用, 喷于伤患处, 先喷云南白药气雾剂保险液, 若剧烈疼痛仍不缓解, 可间隔 1~2 分钟重复给药, 一天使用不得超过 3 次。喷云南白药气雾剂保险液间隔 3 分钟后, 再喷云南白药气雾剂。

【适应证】适用于任何跌打损伤。过敏者慎用。

处方 6 双氯芬酸钠乳膏

【药　名】双氯芬酸钠乳膏

【用　法】外用, 涂抹于受伤部位, 每日多次。

【适应证】适用于任何跌打损伤。过敏者慎用。

第十节　坐骨神经痛

坐骨神经痛是指以坐骨神经径路及分布区域疼痛为主的综合征。此病并不是某一特定的疾病, 而是由腰部经臀部向下肢放射至小腿甚至足踝部的烧灼样、刀割样疼痛、麻木等临床症候群。

坐骨神经痛多发在 40~60 岁的人群, 女性发病率明显高于男性。此病是多种疾病均可表现出的症状, 如腰椎间盘突出症、腰椎滑脱、椎管狭窄、梨状肌综合征等。症状严重者, 咳嗽或稍用力疼痛都会加剧。

处方 1 舒筋活络汤

【方　药】老鹳草、活血龙（即虎杖）各 30 克, 怀牛膝、木瓜、野荞麦根（即开金锁）、南五味根、散血莲、威灵仙各 10 克, 山萸、钩藤根、杜仲各 25 克。

【用　法】水煎 3 次, 分 6 次服, 每日服 3 次, 2 日服 1 剂, 连服 7~15 剂为 1 个疗程。

【适应证】适用于坐骨神经痛及坐骨神经炎。

处方 2 桂枝白芍汤

【方　药】桂枝 30~60 克, 白芍 15~30 克, 生姜 3~5 片, 甘草 5~6 克, 大枣 5~10 枚, 北黄芪 15~30 克, 当归 10~15 克, 川牛膝 10~15 克, 独活 10~15 克。

【用　法】将上药置于锅中, 水煎服, 每日 1 剂。

【适应证】适用于坐骨神经痛。

处方 3 千金乌头汤加减

【方　药】制川乌、熟附子、肉桂、川椒各 9 克, 独活、防风、秦艽各 15
　　　　克, 干姜 5 克, 当归 30 克, 白芍、茯苓各 12 克, 细辛、甘草
　　　　各 3 克, 大枣 5 枚。

【用　法】将上药置于锅中, 水煎服, 每日 1 剂。

【适应证】适用于坐骨神经痛。

处方 4 非甾体消炎止痛药

【药　名】布洛芬缓释片

【用　法】口服用药, 0.3 克 / 次, 每 12 小时一次。

【适应证】适用于坐骨神经痛。有胃病的患者慎用。

处方 5 营养神经药物

【药　名】甲钴胺

【用　法】口服用药, 0.5 克 / 次, 每日 3 次。

【适应证】适用于急性腰扭伤压迫神经导致的肢体麻木。

处方 6 塞来昔布

【药　名】塞来昔布

【用　法】口服用药, 100~200 毫克 / 次, 每日 2 次。

【适应证】适用于任何原因导致的疼痛, 有胃病的患者警惕消化道
　　　　出血。

第十一节 腰椎间盘突出

腰椎间盘突出是以腰部疼痛反复发作，向臀腿部放射，并以脊柱活动受限为主的腰椎损伤性疾病。此病主要由外伤所致，有时由轻微动作如弯腰、扫地时扭伤形成。病变多在第4、第5腰椎，或第5腰椎与第1骶椎之间。

腰椎间盘突出是一种常见且多发的脊柱外科疾病，通常是导致下腰痛和腰腿痛的常见原因之一。此病的主要症状包括腰疼、坐骨神经痛等。此外，还可能导致下肢麻木，这与神经受压迫或损伤有关。

处方1 祛痹通络汤

【方 药】独活、秦艽、防己、五加皮、川芎、制川乌、制草乌各10克，威灵仙、赤芍、川续断各15克，桑寄生、川牛膝各20克，细辛3克。

【用 法】水煎服，每日1剂，30剂为1个疗程，连服2个疗程。

【适应证】适用于腰椎间盘突出。

处方2 补肾舒脊汤

【方 药】熟地、金狗脊各30克，制乳香、制没药、地鳖虫、水蛭、紫河车粉（分3次吞服）各6克，当归、丹参、自然铜、骨碎补、补骨脂、鹿角胶（或霜）、黄柏、知母、川牛膝、续断各10克，三七粉3克（分3次吞服），泽泻30克。

【用 法】将水煎3次，分3次服，每日1剂，30剂为1个疗程。后期制丸药服，3个月为1个疗程。

【适应证】适用于腰椎间盘突出。

处方 3 非甾体消炎止痛药

【药　名】布洛芬缓释片

【用　法】口服用药，0.3克/次，每12小时一次。

【适应证】适用于腰椎间盘突出导致的疼痛。有胃病的患者慎用。

处方 4 肌肉松弛药

【药　名】氯唑沙宗片

【用　法】口服用药，200毫克/次，每日1次。

【适应证】适用于腰椎间盘突出导致的肌肉痉挛者。

处方 5 丹鹿通督片

【药　名】丹鹿通督片

【用　法】口服用药，2.4克/次，每日3次。

【适应证】适用于腰椎间盘突出、腰椎管狭窄。

第十二节　梨状肌综合征

　　梨状肌综合征是指坐骨神经在梨状肌区域受到卡压而引起的综合征。梨状肌是髋关节外旋肌群中最上方的一组肌肉。其卡压可能导致一系列症状，主要表现为患侧臀部疼痛及下肢放射性疼痛，在下肢神经慢性损伤中尤为常见。

　　梨状肌综合征是引起急慢性坐骨神经痛的常见疾病。从中医的角度看，此病主要是由于瘀血内阻和经络不通引起的。症状轻微时，表现为臀部疼痛及下肢放射痛；症状严重时，疼痛会加剧致不能行走或需休息片刻后才能继续行走。

处方 1 葛根汤

【方　药】葛根、白芍各 12 克, 麻黄 9 克, 桂枝、甘草各 6 克。

【用　法】将上药加水 800 毫升同煎, 先用武火煎沸, 改用文火续煎
30 分钟, 取药汁一次口服, 每日 1 剂。

【适应证】适用于风寒湿阻型梨状肌综合征。

处方 2 二泽龙虎汤

【方　药】泽兰、泽泻、赤芍、延胡索各 15 克, 地龙 10 克。

【用　法】将上药加水 700 毫升略泡, 先用武火煎沸后, 再改用文火
续煎 20 分钟, 滤出药汁一次口服, 每日 1 剂。

【适应证】适用于梨状肌综合征等其他软组织损伤。

处方 3 加味二妙汤

【方　药】黄柏、苍术、当归尾、牛膝各 10 克, 防己 12 克。

【用　法】将上药加水 800 毫升略泡之后, 先用武火煎沸, 再改为文
火续煎 30 分钟, 滤其药汁一次口服, 每日 1 剂。

【适应证】适用于湿热蕴蒸型梨状肌综合征。

处方 4 布洛芬缓释片

【药　名】布洛芬缓释片

【用　法】口服用药, 0.3 克 / 次, 每 12 小时一次。

【适应证】适用于任何原因导致的疼痛, 有胃病的患者警惕消化道
出血。

处方 5 洛索洛芬钠片

【药　名】洛索洛芬钠片

【用　法】口服用药，60~120毫克/次，每日3次。

【适应证】适用于任何原因导致的疼痛，有胃病的患者警惕消化道出血。

处方6 塞来昔布

【药　名】塞来昔布

【用　法】口服用药，100~200毫克/次，每日2次。

【适应证】适用于任何原因导致的疼痛，有胃病的患者警惕消化道出血。

第六章

皮肤科疾病

第一节　癣　病

　　癣病是一种由真菌感染引起的皮肤疾病。根据感染部位的不同，癣病可分为体癣、股癣、手足癣以及甲癣。无论是哪种类型的癣病，都可能在患者自身不同部位传播，并且具有一定的传染性，可能传染给其他人。

　　体癣主要出现在身体的各个部位，股癣则发生在腹股沟、大腿根部等区域，手足癣常见于手指、脚趾及足底等处，甲癣则影响指甲或者脚指甲的健康。这些真菌感染可能导致患处出现皮肤红斑、瘙痒、脱屑、疼痛等症状，严重时还可能出现炎症、发热等症状。

处方 1　紫草汤

【方　药】鲜生地 15 克，生栀仁 6 克，生槐花、土茯苓各 30 克，紫草、茜草、南红花、泽泻、酒黄芩、茵陈蒿、车前子、生甘草各 9 克。

【用　法】将上药置于锅中，水煎服，每日 1 剂。

【适应证】适用于牛皮癣继发红皮症。

处方 2　外搽处方

【方　药】密陀僧、海螵蛸、川椒各 30 克，硫黄 15 克。

【用　法】将上药研细末，装瓶密封，以防漏气。切生姜1片，蘸药粉搽抹患处，每日早、晚各搽1次，每次5~10分钟，搽后勿用水洗。

【适应证】适用于花斑癣。

处方3　内服处方

【方　药】生地、熟地各120克，白蒺藜、川牛膝各90克，知母、黄柏、枸杞子各60克，菟丝子、独活各30克。

【用　法】将上药研粉制蜜丸，每次服9克，日服2次，黄酒送服（夏天淡盐水送服）。

【适应证】适用于手足癣、鹅掌风、灰指甲。

处方4　联苯苄唑

【药　名】1%联苯苄唑溶液

【用　法】外用，每日1次，2~4周为1个疗程。可以用脱脂棉蘸取少量涂搽局部。

【适应证】适用于手足癣，皮肤真菌感染。过敏者慎用。

处方5　曲安奈德益康唑乳膏

【药　名】曲安奈德益康唑乳膏

【用　法】局部外用，取适量乳膏涂于患处，早、晚各1次。2~4周为1个疗程。

【适应证】适用于手足癣，皮肤真菌感染。过敏者慎用。

处方6　氟康唑

【药　名】氟康唑片

【用　法】口服用药，0.2克/次，每日1次。

【适应证】适用于手足癣,皮肤真菌感染或者其他部位真菌感染。过
敏者慎用。

第二节　斑　秃

　　斑秃俗称鬼剃头,是一种常见的非疲痕性脱发。此病可发生于任何年龄,但以青壮年更多见,且男、女发病率之间无明显差异。其主要表现为突然出现的、边界清楚的斑片状脱发,也无明显的炎症反应。

　　根据毛发受累范围,可以将斑秃分为局限性斑状斑秃、全秃和普秃三种类型。局限性斑状斑秃表现为边界清楚的斑片状脱发;全秃表现为整个头发全部脱落;普秃表现为头皮和全身的毛发全部脱落。

处方 1　地黄生发丸

【方　药】玄参、麦冬、墨旱莲、川芎、当归各 60 克,何首乌、黑芝麻、
　　　　熟地黄、生地黄各 118 克,菊花 16 克。

【用　法】将上药烘干粉碎研细末,炼蜜为丸,每丸 8 克,早、晚各服
　　　　1 丸,连服 3~6 周,治疗期间不能间断。

【适应证】适用于女性各种斑秃。

处方 2　益母草生发汤

【方　药】益母草、生地黄各 16 克,生侧柏叶 28 克,丹参、黄精各 18
　　　　克,牡丹皮、制首乌、桃仁、川芎、防风、荆芥各 8 克。

【用　法】将上药水煎服,每日 1 剂,每日 2 次,早、晚各服 1 次,
　　　　饭后服。

【适应证】适用于脱发。

处方 3 健脾祛风生发汤

【方　药】熟地黄、生地黄、桑叶、苍术、白术、枳壳各 7 克, 白蒺藜 8
　　　　 克, 当归、玄参、制首乌各 11 克, 丹参 13 克, 焦楂、黑芝麻
　　　　 各 16 克。

【用　法】将上药水煎服, 每日 1 剂, 每日 2 次, 早、晚各服 1 次。

【适应证】适用于脱发。

处方 4 米诺地尔

【药　名】米诺地尔乳膏

【用　法】外用, 取 1 毫升乳膏涂于头部患处, 从患处的中心开始涂
　　　　 抹, 并用手按摩 3~5 分钟, 不管患处的大小如何, 均使用 1
　　　　 毫升剂量, 每天总剂量不超过 2 毫升。

【适应证】适用于治疗男性型脱发和斑秃。

处方 5 地蒽酚软膏

【药　名】地蒽酚软膏

【用　法】外用。浓度递增疗法: 开始治疗时, 使用低浓度至少 5 日,
　　　　 待皮肤适应后, 再增加浓度, 递增浓度从 0.05%、0.1%、
　　　　 0.25%、0.5%、0.8%、1.0% 到 3%。门诊病人可每日 1
　　　　 次治疗, 入睡前涂药, 第 2 日清晨用肥皂洗去, 白天涂润肤
　　　　 剂以保持皮肤润滑。

【适应证】适用于寻常型斑块状银屑病导致的斑秃。

处方 6 糠酸莫米松乳膏

【药　名】糠酸莫米松乳膏

【用　法】局部外用, 取乳膏适量涂于患处即可, 每日 1 次。请避免接
　　　　 触眼睛和其他黏膜（如口、鼻等）。

【适应证】适用于湿疹、皮炎导致的斑秃。

第三节　湿　疹

　　湿疹是一种由多种内外因素引起的皮肤炎症反应,其主要特征是瘙痒剧烈。此病在发展过程中,分为急性、亚急性和慢性三期。急性期,湿疹表现出渗出倾向;慢性期则呈现出浸润和肥厚的特点。

　　根据发病部位,湿疹可以分为耳部湿疹、乳房湿疹、手部湿疹、外阴湿疹、阴囊湿疹和肛门湿疹等多种类型。此外,还存在一些特殊类型的湿疹,如钱币状湿疹、汗疹以及自体敏感性湿疹等。

处方 1　慢性湿疹汤

【方　药】当归、赤芍、白芍各 11 克, 何首乌藤、茯苓、鸡血藤、白蒺藜各 28 克, 地肤子、乌梅各 16 克, 熟地黄、苦参、防风、浮萍、泽泻各 8 克, 甘草 6 克。

【用　法】水煎服, 每日 1 剂, 每日 2 次, 早、晚分服, 3 个月为 1 个疗程。

【适应证】适用于肥厚、皲裂、缠绵不愈的慢性湿疹。

处方 2　龙胆草除湿汤

【方　药】车前草 16 克, 龙胆草、黄芩、丹皮、赤茯苓、泽泻、萆薢、苦参各 8 克, 六一散（包煎）、生地各 28 克。

【用　法】水煎服, 每日 1 剂, 每日 2 次, 早、晚饭前 1 小时各服 1 次。

【适应证】适用于急性湿疹之湿热蕴肤证。

处方 3 鸡血藤祛风汤

【方　药】生地、赤白芍、丹参、鸡血藤、夜交藤、白蒺藜各 16 克, 当归、乌梢蛇各 8 克。

【用　法】水煎服, 每日 1 剂, 每日 2 次, 早、晚各服 1 次。

【适应证】适用于血虚风燥型湿疹。

处方 4 糠酸莫米松软膏

【药　名】糠酸莫米松软膏

【用　法】局部外用, 取乳膏适量涂于患处即可, 每日 1 次。请避免接触眼睛和其他黏膜（如口、鼻等）。

【适应证】适用于湿疹、皮炎。

处方 5 曲安奈德益康唑乳膏

【药　名】曲安奈德益康唑乳膏

【用　法】局部外用, 取适量乳膏涂于患处, 早、晚各 1 次。2~4 周为 1 个疗程。

【适应证】适用于湿疹皮炎, 手足癣, 皮肤真菌感染。过敏者慎用。

处方 6 氧化锌软膏

【药　名】氧化锌软膏

【用　法】局部外用, 取适量乳膏涂于患处, 早、晚各 1 次。2~4 周为 1 个疗程。请避免接触眼睛和其他黏膜（如口、鼻等）。

【适应证】适用于湿疹, 急性或亚急性皮炎。过敏者慎用。

第四节　银屑病

　　银屑病又称为牛皮癣,是一种由环境刺激、多基因遗传控制以及免疫系统异常导致的皮肤病。此病可以发生在各个年龄阶段,且男女患病率无显著差异。此外,冬季是病情加重或复发的时期,而夏季可能会有所缓解。

　　银屑病包括多种类型,可累及全身的皮肤、头皮、关节等,主要表现为头皮出现较厚的鳞屑;皮肤上出现红色斑块,伴有瘙痒、灼热或疼痛感;皮肤出现干燥、破裂甚至出血等症状。

处方 1　鸡血藤汤

【方　药】生地、赤芍、牡丹皮各 8 克,金银花、虎杖、丹参、鸡血藤各 16 克,当归尾、槐花各 11 克,大青叶 7 克,桔梗 6 克,紫草 14 克。

【用　法】水煎服,每日 1 剂,每日 3 次温服,药渣煎水外洗。

【适应证】适用于风热血燥型银屑病。

处方 2　清热泻火汤

【方　药】生地黄 25 克,石膏、白芍、玄参、金银花、白藓皮、蒲公英各 18 克,牡丹皮、知母、乌梢蛇各 16 克,当归、防风各 11 克,柴胡、全蝎、甘草各 7 克。

【用　法】水煎,每日 1 剂,睡前 2 小时服用,连续用药 2~7 个月。

【适应证】适用于银屑病。

处方 3　白花蛇活血汤

【方　药】三棱、莪术、白蒺藜、龙葵各 8 克,白花蛇舌草、蒲公英、板蓝根、蚤休各 16 克。

【用　法】水煎服，每日1剂，每日服2次，30日为1个疗程，未愈
　　　　　者可再服2~4个疗程。

【适应证】适用于银屑病。

处方4　维A酸制剂

【药　名】他扎罗汀凝胶

【用　法】外用，每晚临睡前半小时将适量本品涂于患处，涂抹面积
　　　　　不能超过体表面积的20%。用药前，先清洗患处；待皮肤
　　　　　干爽后，将药物均匀涂抹于皮损上，形成一层薄膜；涂药
　　　　　后应轻轻揉擦，以促进药物吸收；之后再用肥皂将手洗净。

【适应证】适用于治疗斑块型银屑病。

处方5　糠酸莫米松软膏

【药　名】糠酸莫米松软膏

【用　法】局部外用，取乳膏适量涂于患处即可，每日1次。请避免接
　　　　　触眼睛和其他黏膜（如口、鼻等）。

【适应证】适用于治疗轻度至中度银屑病，可有效减少瘙痒。

处方6　维生素D_3衍生物

【药　名】卡泊三醇软膏

【用　法】取软膏涂抹于患处皮肤。

【适应证】适用于寻常型银屑病，但不宜用于面部和皮肤褶皱部位。

第五节　硬皮病

　　　　硬皮病是一种以皮肤炎性、变性、增厚和纤维化进而硬化和萎
缩为特征的结缔组织病，可以引起多系统损害。此病病程呈慢性发

展状态。

　　根据皮肤受侵犯的程度,硬皮病分为两种亚型:一是局限性硬皮病,表现为远端肢体皮肤增厚,而躯干则相对不受侵犯。二是弥漫性硬皮病,表现为肢体远端、近端和(或)躯干皮肤均出现增厚。相较于局限性硬皮病,弥漫性硬皮病涉及的皮肤范围更广。

处方 1　温肾健脾汤

【方　药】 制附子 8 克(先煎 1 小时),吴茱萸、麻黄各 6 克,当归 11 克,川芎、干姜、白术、丝瓜络各 7 克,醋鳖甲 24 克,大血藤、海藻各 16 克。

【用　法】 将制附子先煎 1 小时,再和其他药物共煎,每日 1 剂。每剂煎 2 次,过滤去药渣,得药液约 400 毫升,分早、晚 2 次服,3 个月为 1 个疗程。

【适应证】 适用于系统性硬皮病硬化期和局限性硬皮病无明显萎缩症状者。

处方 2　温阳扶脾通痹方

【方　药】 茯苓、党参、淫羊藿、生黄芪、炒薏苡仁各 16 克,土炒白术、淡苁蓉、陈皮、巴戟天各 8 克,丹参 11 克,山药 18 克,橘络 6 克。

【用　法】 将上药置于锅中,水煎服,每日 1 剂,每日分 3 次温服。

【适应证】 适用于脾肾阳虚、寒湿痹塞型硬皮病。

处方 3　糖皮质激素

【药　名】 泼尼松龙

【用　法】 口服用药,30~40 毫克 / 次,每日 1 次,连续数周后随着症

状好转可以减量, 一般减至 5~10 毫克。注意, 药物减量时
要逐渐减量。

【适应证】适用于硬皮病等其他免疫疾病。对于硬皮病伴有肾功能不
全的患者, 糖皮质激素要慎用, 避免导致硬皮病肾危象。

处方 4 免疫抑制剂

【药　名】甲氨蝶呤
【用　法】口服用药, 起始剂量 10~15 毫克 / 次, 每周 1 次, 每 2~4 周
增加 5 毫克, 最大剂量 30 毫克 / 周。
【适应证】适用于硬皮病等免疫疾病。

处方 5 血管扩张剂

【药　名】硝苯地平控释片
【用　法】口服用药, 30~60 毫克 / 次, 每日 1 次。
【适应证】适用于硬皮病等免疫疾病。常见的不良反应为头痛、面部
潮红等, 要监测血压, 警惕低血压发生。

第六节　荨麻疹

荨麻疹又称为风疹块, 多是由于皮肤、黏膜小血管反应性扩张
及渗透性增加而产生的一种局限性水肿反应。此病病因多为食物、
药物、感染、物理因素、动物及植物因素、精神因素以及内脏和全
身性疾病等。

荨麻疹临床表现为风团和血管性水肿, 发作形式多样, 多伴
有瘙痒。若是病情轻微者, 可自行消退不遗留痕迹; 若是病情严
重者, 还可伴有发热、恶心、呕吐、腹痛、腹泻、胸闷及喉梗阻等
症状。

处方 1 固卫和营汤

【方　药】炒白术、桂枝、杭白芍、生姜、防风各 8 克, 炙黄芪 28 克, 徐长卿、刺蒺藜各 16 克, 大枣 10 枚, 甘草 5 克。

【用　法】水煎服, 每日 1 剂, 头煎取药液 400 毫升, 二煎取 300 毫升, 混匀, 早、晚 2 次分服。5 周为 1 个疗程。

【适应证】适用于各种荨麻疹。

处方 2 辛开腠理方

【方　药】白藓皮、丹参各 16 克, 麻黄 6 克, 僵蚕、浮萍、杏仁、干姜皮、牡丹皮、陈皮各 8 克。

【用　法】每日 1 剂, 每剂煎 2 次, 分 2 次服, 早、晚各 1 次, 5 日为 1 个疗程。

【适应证】适用于荨麻疹。

处方 3 消肿除湿饮加味方

【方　药】五加皮、桑白皮、地骨皮、牡丹皮、干姜皮、陈皮、扁豆皮、茯苓皮、白藓皮、大腹皮、当归、浮萍各 8 克。

【用　法】每日 1 剂, 每剂煎 2 次, 过滤去药渣, 得药液约 500 毫升, 分早、晚 2 次服。

【适应证】适用于慢性荨麻疹。

处方 4 氯雷他定片

【药　名】氯雷他定片

【用　法】口服用药, 10 毫克 / 次, 每日 1 次。儿童可减量。

【适应证】适用于过敏性荨麻疹, 过敏性鼻炎等。

处方 5 糠酸莫米松软膏

【药　名】糠酸莫米松软膏

【用　法】局部外用, 取乳膏适量涂于患处即可, 每日 1 次。请避免接触眼睛和其他黏膜 (如口、鼻等)。

【适应证】适用于荨麻疹、湿疹、皮炎。

处方 6 西替利嗪

【药　名】西替利嗪片

【用　法】口服用药, 每日 10 毫克单剂量服用, 或分成 2 剂 (早、晚各 1 次)。

【适应证】适用于过敏性荨麻疹, 过敏性鼻炎等。

第七节　手足癣

　　手足癣是由红色毛癣菌、须癣毛癣菌、石膏样小狍子菌和絮状表皮癣菌等引起的皮肤浅表真菌感染。这种疾病常见于手足部位, 其分类包括水疱鳞屑型、角化过度型和浸渍糜烂型三种类型, 每一种都在皮疹形态上会呈现出不同的特征。

　　手足癣具有一定的传染性, 其主要传播途径是通过接触传染。手足癣是一种常见的皮肤病, 好发于夏季。此病的皮损主要表现为水泡、丘疹、鳞屑和糜烂, 并伴有一定程度的瘙痒感。

处方 1 凉血滋阴方

【方　药】当归、生地黄、苍术、茯苓皮各 7 克, 荆芥、防风各 6 克, 薏苡仁 11 克, 蝉蜕、黄芩、炒牛蒡子、陈皮、甘草各 5 克。

【用　法】水煎服, 每日 1 剂, 水煎 2 次兑匀, 早、晚分服, 14 剂为 1 个疗程。

【适应证】适用于手足癣。

处方 2 杀虫止痒散

【方　药】黄柏、枯矾、黄连各 8 克，冰片 5 克，苦参、百部、白藓皮、蛇床子各 18 克。

【用　法】将上药研末备用，每天用温水泡脚 30 分钟后，将上药末敷于患处，用纱布包扎 3 层到第 2 天，重复上法使用。2 天 1 次，8 次为 1 个疗程。

【适应证】适用于手足癣。

处方 3 解毒燥湿方

【方　药】芫花、苦参各 16 克，水杨酸 3 克，苯甲酸 6 克，95% 乙醇 100 毫升。

【用　法】将苦参、芫花加入 95% 乙醇中浸泡 7 日，去渣取汁，然后放入水杨酸、苯甲酸备用，用时外涂患处，每日 1~2 次，7 日为 1 个疗程。

【适应证】适用于手足癣。

处方 4 联苯苄唑

【药　名】1% 联苯苄唑溶液

【用　法】外用，每日 1 次，2~4 周为 1 个疗程。可以用脱脂棉蘸取少量涂搽局部。

【适应证】适用于手足癣，皮肤真菌感染。过敏者慎用。

处方 5 曲安奈德益康唑乳膏

【药　名】曲安奈德益康唑乳膏

【用　法】局部外用,取适量乳膏涂于患处,早、晚各1次。2~4周为
　　　　　1个疗程。

【适应证】适用于手足癣,皮肤真菌感染。过敏者慎用。

处方6 氟康唑

【药　名】氟康唑片

【用　法】口服用药, 0.2克/次,每日1次。

【适应证】适用于手足癣,皮肤真菌感染或者其他部位真菌感染。过
　　　　　敏者慎用。

第八节　黄褐斑

　　黄褐斑又称为"蝴蝶斑、肝斑、妊娠斑",是由多种因素导致
面部出现黄褐色的色表沉着斑。此病主要分布在面部,尤其集中在
颧部、颊部、鼻、前额和额部。通常情况下,这些斑片通常呈现边界
不清晰的褐色或黑色,且呈对称性分布。

　　黄褐斑多发生在女性,其发病原因与多种因素有关,包括妊
娠、月经不调、痛经、闭经及卵巢功能失调等情况。此外,一些慢性
疾病包括肝炎、内脏肿瘤和营养不良,也可能导致体内代谢平衡失
调,使黑色素增多,从而引发黄褐斑。

处方1 润肤养颜汤

【方　药】丹参、当归、桃仁、红花、白芍、薏苡仁、白芷、冬瓜子、益母
　　　　　草、女贞子各8克。

【用　法】每日1剂,水煎服,每日分2次服,28日为1个疗程。

【适应证】适用于脸上黄斑。

处方 2 疏肝调经散

【方　药】栀子、柴胡、白术、茯苓各 8 克, 薄荷 5 克, 丹参、当归、牡
丹皮各 16 克, 益母草 25 克, 蝉蜕、甘草各 6 克。

【用　法】水煎后先用药液熏蒸患处 20 分钟, 然后将药液内服, 每日
1 剂, 每日分 2 次服。30 日为 1 个疗程, 经期停服。

【适应证】适用于消斑美颜。

处方 3 枸杞消斑丸

【方　药】茯苓、赤芍各 100 克, 熟地黄、山茱萸、菟丝子、枸杞子、丹
参、川芎、白芍各 150 克, 白术、益母草、当归、香附、郁金
各 75 克。

【用　法】将上药研末过筛炼蜜为丸, 每次 7 克, 每日 3 次, 温开水送
服, 28 日为 1 个疗程, 连服 2 个疗程。

【适应证】适用于脸上蝴蝶斑。

处方 4 氢醌

【药　名】2%~5% 氢醌

【用　法】局部外用, 每天早、晚各 1 次, 适量外搽斑处, 一般要搽数
周, 色素斑才会减轻, 如果病变无改善仍持续用药几周。

【适应证】适用于黄褐斑。对皮肤有刺激性, 敏感者慎用。

处方 5 壬二酸

【药　名】15%~20% 壬二酸乳膏

【用　法】外用, 清洗皮肤并擦干后, 将本品在痤疮处涂抹成薄层, 每日
2 次, 早、晚各 1 次, 须用力涂搽, 务必深入皮肤, 涂后洗手。

【适应证】适用于痤疮、黄褐斑, 少数患者可能出现瘙痒烧灼感。

处方 6 维 A 酸制剂

【药　名】0.05%~0.1% 他扎罗汀凝胶

【用　法】外用, 每晚临睡前半小时将适量本品涂于患处, 涂抹面积不能超过体表面积的 20%。用药前, 先清洗患处; 待皮肤干爽后, 将药物均匀涂抹于皮损上, 形成一层薄膜; 涂药后应轻轻揉擦, 以促进药物吸收; 之后再用肥皂将手洗净。

【适应证】适用于黄褐斑, 可增强氢醌的脱色效果。

第九节　玫瑰糠疹

玫瑰糠疹是一种常见的自限性炎症性皮肤病, 主要表现为覆有糠状鳞屑的玫瑰色斑疹。此病多发生于春、秋两季, 病程通常在 3~4 周内, 即使不治疗也可以自行消退。如果病情严重者, 可能会持续 5~6 个月不见好转, 而且瘙痒程度也会有所不同。

玫瑰糠疹的集中发生在躯干和四肢近端, 形成大小不等、数目不定的玫瑰色斑片。这些斑片表面常伴有糠状的鳞屑, 是玫瑰糠疹的典型特征之一。此病且不具有传染性, 正是这一显著特点, 使其在社交环境中不易传播, 更有利于控制其扩散。

处方 1 渗湿利水饮

【方　药】冬瓜皮、白扁豆皮、茯苓皮、地骨皮、桑白皮、白藓皮各 16 克, 蝉蜕 3 克, 蛇蜕 5 克, 牡丹皮、大腹皮、木槿皮、干姜皮、五加皮各 8 克。

【用　法】将上药置于锅中, 水煎服, 每日 1 剂, 分 3 次温服。

【适应证】适用于玫瑰糠疹。

处方 2　祛风止痒汤

【方　药】紫草、生薏苡仁各 28 克, 生地黄、牡丹皮、赤芍、生槐花、
板蓝根、白藓皮各 16 克, 防风 8 克, 甘草 5 克。
【用　法】将上药水煎内服, 每日 1 剂, 每日 2 次温服, 连服 15 日。
【适应证】适用于玫瑰糠疹。

处方 3　解毒消斑散加味

【方　药】金银花、连翘、牛蒡子、荆芥各 8 克, 薄荷 3 克（后下）, 鲜
竹叶、淡豆豉、桔梗、生甘草各 6 克, 芦根 16 克。
【用　法】水煎, 每日 1 剂, 分 2 次服。15 日为 1 个疗程, 共治疗 2
个疗程。
【适应证】适用于玫瑰糠疹。

处方 4　糠酸莫米松软膏

【药　名】糠酸莫米松软膏
【用　法】局部外用, 取乳膏适量涂于患处即可, 每日 1 次。请避免接
触眼睛和其他黏膜（如口、鼻等）。
【适应证】适用于玫瑰糠疹、荨麻疹、湿疹、皮炎。

处方 5　炉甘石洗剂

【药　名】炉甘石洗剂
【用　法】局部外用, 同时摇匀, 取适量涂于患处, 每日 2~3 次。
【适应证】适用于玫瑰糠疹、荨麻疹、湿疹、皮炎。

第十节 脂溢性皮炎

　　脂溢性皮炎又称为脂溢性湿疹,是一种常见的慢性炎症性皮肤病,多发生在头、面、胸背或会阴部等皮脂分泌较多的部位。此病主要表现为红斑性皮疹,表面可能覆盖有油腻性鳞屑或痂皮,常伴有不同程度的瘙痒感。

　　脂溢性皮炎的发病机制与多种因素有关。根据患者的年龄和部位,将脂溢性皮炎分为成人型和婴儿型两种。婴儿型脂溢性皮炎多发生于头皮、面部,包括眉弓、双颊、躯干部、腋窝等区域;成人型脂溢性皮炎多发生于头皮、胸骨前区、腋窝、乳房下等区域。

处方 1 化湿解暑汤

【方　药】竹叶、法半夏、佩兰、蒲公英、黄芩、地黄、豆蔻、杏仁各 8 克,薏苡仁、滑石各 18 克,厚朴 6 克,扁豆花 16 克,甘草 5 克。

【用　法】将上药水煎服,每日 1 剂,煎 2 次,早、晚服用。

【适应证】适用于脂溢性皮炎。

处方 2 自拟连翘方

【方　药】白芍、白鲜皮、连翘、银柴胡各 8 克,金银花 11 克,地黄、珍珠母、蒲公英、白花蛇舌草、钩藤各 16 克,竹叶 8 克,牡丹皮、甘草各 6 克。

【用　法】水煎服,每日 1 剂,水煎 2 次,取汁 400 毫升,每日 2 次,饭后服,14 日为 1 个疗程,连服 2~3 个疗程。

【适应证】适用于脂溢性皮炎。

处方 3 消食化积散加味

【方　药】荆芥、焦栀子、皂角刺、藿香各 8 克,黄芩、山楂、防风各 16

克, 薏苡仁 28 克, 土茯苓、生石膏各 18 克, 甘草 6 克。

【用　法】将上药置于锅中, 水煎取液, 每日 1 剂, 每日 2 次服, 分早、晚温服。

【适应证】适用于脾胃实火之脂溢性皮炎。

处方 4　糠酸莫米松软膏

【药　名】糠酸莫米松软膏

【用　法】局部外用, 取乳膏适量涂于患处即可, 每日 1 次。请避免接触眼睛和其他黏膜（如口、鼻等）。

【适应证】适用于脂溢性皮炎、玫瑰糠疹、荨麻疹、湿疹。

处方 5　曲安奈德益康唑乳膏

【药　名】曲安奈德益康唑乳膏

【用　法】局部外用, 取适量乳膏涂于患处, 早、晚各 1 次。2~4 周为 1 个疗程。

【适应证】适用于真菌性脂溢性皮炎, 手足癣, 皮肤真菌感染。过敏者慎用。

处方 6　硫化硒洗剂

【药　名】硫化硒洗剂

【用　法】外用。先用肥皂清洗头发和头皮; 取 5~10 克药液于湿发及头皮上, 轻揉至出泡沫; 待 3~5 分钟后, 用温水洗净, 必要时可重复一次; 每周 2 次, 1 个疗程 2~4 周, 必要时可重复 1 个或 2 个疗程。

【适应证】适用于头皮脂溢性皮炎。

第七章

五官科疾病

第一节　白内障

　　白内障是一种由晶状体混浊引起的视觉障碍性疾病。它多发生于 40 岁以上的人群，随着年龄的增长，白内障的发病率逐渐增多。多种因素都可能导致白内障的发生，其中包括老化、遗传、局部营养障碍、免疫与代谢异常、外伤、中毒以及辐射等。

　　根据发病年龄，白内障可分为先天性白内障和后天性白内障两种类型。先天性白内障通常在出生时或婴儿期即出现；后天性白内障则在后期生活中形成。根据晶状体开始出现混浊的位置不同，白内障可分为皮质性白内障、核性白内障和后囊下白内障三种主要类型。

处方 1　补肾汤

【方　药】熟地黄 80 克，黄精、何首乌各 100 克，桑螵蛸 60 克。

【用　法】将上药加冷水 2000 毫升略泡，先用武火煎沸后，再改为文火续煎，使药汁浓缩至 500 毫升即可。每次 50 毫升口服，每日 2 次，连续服药 3 个月为 1 个疗程。

【适应证】适用于肝肾亏虚型老年白内障。

处方 2 蠲翳饮

【方　药】石决明 30 克, 决明子、枸杞子、女贞子各 10 克, 白芍 15 克。

【用　法】将上药加水 500 毫升左右, 以武火煎沸后, 再改为文火续煎, 每剂分煎 2 次滤汁, 混合药汁, 分为 2 次温水送服。每日 1 剂, 连服 3 个疗程为宜。

【适应证】适用于阴虚阳亢型老年白内障。

处方 3 明目治障饮

【方　药】桑椹、枸杞子各 100 克, 五味子 60 克, 蒺藜、谷精草各 80 克。

【用　法】将上药加入冷水 2000 毫升略泡, 先用武火煎药煮沸, 逐渐把药汁浓缩至 500 毫升, 再加入适量食糖续煎 5 分钟, 取药汁备用。治疗时每次 50 毫升, 每日 3 次口服。

【适应证】适用于肝肾亏虚型老年白内障。

处方 4 谷胱甘肽滴眼液

【药　名】谷胱甘肽滴眼液

【用　法】将还原型谷胱甘肽 100 毫克, 溶解于所附的 5 毫升溶解液中, 每日 3~5 次, 每次 1~2 滴, 滴眼用。

【适应证】适用于角膜溃疡、角膜上皮剥离、角膜炎、初期老年性白内障。

处方 5 吡诺克辛滴眼液

【药　名】吡诺克辛滴眼液

【用　法】用前请充分摇匀, 1 次 1~2 滴, 每日 3~5 次滴于眼内。

【适应证】适用于初期老年性白内障。

处方 6 苄达赖氨酸滴眼液

【药　名】苄达赖氨酸滴眼液

【用　法】滴眼。每日 3 次, 每次 1~2 滴或遵医嘱。

【适应证】适用于初期老年性白内障。

第二节　青光眼

　　青光眼是一种由于病理性眼压增高或视乳头不良而引起的视觉功能障碍,是导致人类失明的三大致盲眼病之一。根据病因、房角、眼压描记等情况,将青光眼分为原发性、继发性和先天性三类。

　　青光眼又称为绿色内障、青风内障。此病多见于 40 岁以上的人群,通常与病理性的眼压升高有关。根据眼压升高时前房角的状态,原发性青光眼又分为闭角型青光眼和开角型青光眼。

处方 1 平安汤

【方　药】夏枯草、白芍各 30 克, 香附、当归各 10 克, 川芎 5 克, 乌梅、熟地、钩藤、泽泻各 15 克, 珍珠母、车前草各 25 克, 槟榔 6 克, 菊花、荷叶各 20 克, 甘草、琥珀各 3 克（冲服）。

【用　法】将上药置于锅中, 水煎服, 每日 1 剂。

【适应证】适用于原发性青光眼。

处方 2 五苓散

【方　药】泽泻 12 克, 茯苓、猪苓各 9 克, 桂枝、白术各 6 克。

【用　法】将上药加冷水 600 毫升后浸泡 30 分钟, 先以武火煎沸后, 再改用文火续煎 30 分钟, 每剂分 2 次口服, 每日 1 剂。

【适应证】适用于慢性青光眼, 属肝肾两亏证。

处方 3 布林佐胺

【药　名】 布林佐胺滴眼液

【用　法】 用前摇匀，滴入结膜囊，每日 2 次，一次 1 滴。对有些患者，每日滴 3 次可能效果更好。推荐在点药后压迫鼻泪道或轻轻闭上眼睛，以减少眼部应用时的全身吸收剂量。

【适应证】 用于治疗原发性和继发性开角型青光眼和高眼压症。也可用于防治激光手术后的眼压升高。

处方 4 溴莫尼定

【药　名】 溴莫尼定滴眼液

【用　法】 本药的推荐剂量为每日一次，每次一滴，滴入患眼。眼内压在下午达到高峰或眼内压需要另加控制的患者，下午可增加一滴。

【适应证】 适用于降低开角型青光眼及高眼压症的眼内压。

处方 5 毛果芸香碱

【药　名】 毛果芸香碱滴眼液

【用　法】 ①慢性青光眼，0.5%~4% 溶液一次 1 滴，每日 1~4 次。②急性闭角型青光眼急性发作期，1%~2% 溶液一次 1 滴，每 5~10 分钟滴眼 1 次，3~6 次后每 1~3 小时滴眼 1 次，直至眼压下降（注意：对侧眼每 6~8 小时滴眼 1 次，以防对侧眼闭角型青光的发作）。

【适应证】 治疗原发性青光眼，包括开角型与闭角型青光眼。

第三节 结膜炎

结膜炎又称为红眼病,是由微生物(病毒、细菌、支原体等)、外界刺激(物理刺激、化学损伤)以及过敏反应等引起的结膜炎症。根据病因的不同,结膜炎分为感染性结膜炎、免疫性结膜炎、继发性结膜炎以及其他类型的结膜炎。

引发结膜炎的病因多种多样,包括感染、免疫性病变(过敏性)、物理化学刺激等各种原因。这些因素导致结膜中小血管扩张,白细胞聚集于受损部位,进而引起眼睛红肿、眼痒、畏光、流泪以及分泌物增多等症状。

处方 1 清解汤

【方　药】赤芍、川芎、郁金、蒺藜各 18 克, 蝉蜕、莪术、茯苓、黄芩、前胡、花粉、牡丹皮、焦楂、神曲各 12 克, 芦根、夏枯草各 30 克, 甘草 3 克。

【用　法】将上药置于锅中, 水煎服, 每日 1 剂。

【适应证】适用于慢性睑缘结膜炎、春季卡他性结膜炎及各种急慢性炎症。

处方 2 三花汤加减

【方　药】金银花 15 克, 菊花、连翘、赤芍、蒺藜各 12 克, 红花、蝉蜕、薄荷各 9 克, 蒲公英 24 克, 酒大黄 3 克。

【用　法】将上药置于锅中, 水煎服, 并用药气熏眼, 每日 1 剂。

【适应证】适用于急性结膜炎。

处方 3 疏风清热汤

【方　药】防风、夏枯草各 6 克, 连翘、白菊花各 12 克, 银花、黄芩、白茅根、桑叶各 9 克, 板蓝根 18 克, 大青叶 15 克, 蝉蜕 5 克。

【用　法】水煎第 1 汁口服, 第 2 汁洗眼, 每日洗 3~5 次。

【适应证】适用于急性流行性出血性结膜炎。

处方 4 左氧氟沙星滴眼液

【药　名】左氧氟沙星滴眼液

【用　法】眼睑局部使用, 每次 1~2 滴, 第 1~2 日白天每 2 小时滴 1 次, 全天共用药 8 次, 以后白天每 4 小时滴 1 次, 全体共 4 次。

【适应证】适用于由敏感细菌所致的细菌性结膜炎、细菌性角膜炎。过敏者慎用。

处方 5 妥布霉素滴眼液

【药　名】妥布霉素滴眼液

【用　法】眼睑局部使用, 轻度至中度感染的患者, 每 4 小时一次, 每次 1~2 滴点患眼, 与眼膏合用, 即白天滴用滴眼液, 晚上使用眼膏。

【适应证】适用于由敏感细菌所致的细菌性结膜炎、细菌性角膜炎。过敏者慎用。

处方 6 更昔洛韦滴眼液

【药　名】更昔洛韦滴眼液

【用　法】眼睑局部使用。一次 2 滴, 每 2 小时一次, 每日给药 7~8 次。严禁过量用药, 在启用后最多可使用四周。

【适应证】适用于治疗病毒性结膜炎、角膜炎。

第四节　中耳炎

中耳炎是一种发生在中耳部位的感染,通常由细菌和病毒感染引起,起因于感冒、流感、鼻窦炎等疾病。感染时,病原体通过咽鼓管进入中耳,或者导致咽鼓管充血和肿胀,从而阻碍渗出物的正常流通,最终引起中耳感染的症状。

根据中耳炎的起病情况和病情程度,将中耳炎分为急性中耳炎、慢性化脓性中耳炎和分泌性中耳炎三大类。急性中耳炎通常由感染性病原体引起;慢性化脓性中耳炎表现为中耳腔内的持续性脓液积聚;分泌性中耳炎表现为中耳腔内的黏液积聚,但没有明显的感染迹象。

处方 1　通气散

【方　药】香附、石菖蒲各 12 克,柴胡、川芎各 6 克,泽泻 15 克,木通、半夏各 8 克,茯苓 20 克。

【用　法】将上药置于锅中,水煎服,每日 1 剂。

【适应证】适用于浆液分泌性中耳炎。

处方 2　升青香饮

【方　药】木香 4 克,黄芪、苏叶、大腹皮各 10 克,升麻、柴胡、川芎、菖蒲各 3 克,青皮、蔓荆子、乌药各 6 克。

【用　法】将上药置于锅中,水煎服,每日 1 剂,日服 2 次。

【适应证】适用于航空性中耳炎。

处方 3　龙胆泻肝汤加减

【方　药】龙胆草、柴胡、生地、当归、甘草、赤芍各 12 克,焦栀、黄芩、泽泻、木通、连翘各 9 克,车前子 6 克,金银花 15 克。

【用　法】将上药置于锅中, 水煎服, 每日 1 剂。

【适应证】适用于急性卡他性中耳炎。

处方 4 左氧氟沙星滴耳液

【药　名】盐酸左氧氟沙星滴耳液

【用　法】滴耳。成人一次 6~10 滴, 每日 2~3 次。滴耳后进行约 10
分钟耳浴。根据症状适当增减滴耳次数。

【适应证】适用于治疗敏感菌引起的外耳道炎、中耳炎。

处方 5 3% 过氧化氢溶液

【药　名】3% 过氧化氢溶液

【用　法】在化脓性中耳炎时, 用于清洗外耳道脓液。

【适应证】适用于化脓性外耳道炎和中耳炎。

处方 6 苯酚甘油滴耳液

【药　名】苯酚甘油滴耳液

【用　法】滴入耳道: 2~3 滴 / 次, 3~4 次 / 日。

【适应证】在急性中耳炎时, 可消炎止痛。

第五节　鼻窦炎

　　鼻窦炎是由病毒、细菌或真菌引起的鼻窦感染, 是一种常见的鼻科疾病。鼻窦炎分为急性鼻窦炎和慢性鼻窦炎两大类。急性鼻窦炎是由上呼吸道感染或急性鼻炎引发的；慢性鼻窦炎则通常是急性鼻窦炎反复发作、未完全治愈所致。

　　鼻窦炎又称为鼻渊、脑漏。此病的临床症状包括鼻塞、流涕和头痛, 还可能伴有头痛、鼻塞、嗅觉障碍等症状。其发病率相对较高，几乎所有人都有可能患上，但多见于免疫系统较为脆弱的儿童、老年人等人群。

处方 1 额窦炎丸

【方　药】黄柏、黄芩、白芷各 60 克，苍耳子、西瓜秧（未结西瓜）各 120 克。

【用　法】将上药共研细末，蜜炼为丸，每次服 9 克，每日服 3 次，凉白开送服。

【适应证】适用于急、慢性额窦炎。

处方 2 龙胆泻肝汤加减

【方　药】桑白皮 20 克，蔓荆子 18 克，龙胆草、辛夷、白芷、黄芩各 12 克，三七粉（冲服）、栀子、蝉蜕、苍耳子各 10 克，柴胡、地骨皮、茜草、钩藤、甘草各 5 克。

【用　法】将上药置于锅中，水煎服，每日 1 剂。

【适应证】适用于鼻窦炎。

处方 3 鼻窦炎口服液

【药　名】鼻窦炎口服液

【用　法】一次口服 10 毫升，每日 3 次，20 日为 1 个疗程。

【适应证】适用于急慢性鼻窦炎。

处方 4 布地奈德鼻喷雾剂

【药　名】布地奈德鼻喷雾剂

【用　法】起始剂量为每日 256 微克。早晨一次喷入或早、晚分两次喷入：即早晨每个鼻孔内喷入 128 微克（2×64 微克）；或早、晚两次，每次每个鼻孔内喷入 64 微克。

【适应证】适用于鼻窦炎急性发作。过敏性鼻炎。

处方 5 鼻渊通窍颗粒

【药　名】鼻渊通窍颗粒

【用　法】开水冲服，一次 1 袋，每日 3 次。

【适应证】适用于急慢性鼻窦炎。

第六节　扁桃体炎

扁桃体炎是一种常见的上呼吸道感染疾病，由多种致病微生物感染引起。临床表现为经常咽部不适、异物感、咽喉干涩、刺激性咳嗽和口臭等症状。此病多发生在春、秋季节，尤其是气温变化或人体抵抗力下降时更易发病。

扁桃体炎分为急性扁桃体炎和慢性扁桃体炎。急性扁桃体炎表现为咽喉疼痛、发热、扁桃体肿大等症状；慢性扁桃体炎则伴有扁桃体肿大、淋巴结肿大等症状。此病发病率很高，多见于儿童及青少年。

处方 1 大黄柴胡汤

【方　药】生大黄（后入）10 克，软柴胡、淡黄芩各 9 克，金银花、连翘壳各 15 克，牛膝、射干、夏枯草各 18 克。

【用　法】将上药置于锅中，水煎服，每日 1 剂，渣再煎，连服 2~3 剂。

【适应证】适用于急性化脓性扁桃体炎。

处方 2 石膏苇根汤

【方　药】生石膏、鲜苇根各 30 克，薄荷 5 克，金银花 20 克，连翘、板蓝根各 15 克，知母 10 克，僵蚕、龙胆草各 9 克，滑石 12

克, 人工牛黄 (冲) 1 克。

【用　法】将上药置于锅中, 水煎服, 每日 1 剂。

【适应证】适用于急性扁桃体炎。

处方 3　板蓝根桔梗汤

【方　药】板蓝根 45 克, 桔梗、山豆根各 9 克, 生甘草 6 克。

【用　法】将上药置于锅中, 水煎 2 次后取汁混合, 分早、晚 2 次服。

【适应证】适用于扁桃体炎。

处方 4　左氧氟沙星片

【药　名】左氧氟沙星片

【用　法】口服用药, 0.5 克 / 次, 每日 1 次, 5~7 日为 1 个疗程。

【适应证】适用于化脓性扁桃体炎。过敏者慎用。

处方 5　西吡氯铵含漱液

【药　名】西吡氯铵含漱液

【用　法】漱口, 每次 5~15 毫升, 每日至少 2 次。

【适应证】适用于扁桃体炎, 口疮, 口腔溃疡, 口腔炎。

处方 6　咽部局部抗感染治疗

【药　名】复方硫酸新霉素

【用　法】喷喉, 每次 1~2 喷, 每日 3~4 次。

【适应证】适用于扁桃体炎, 咽喉炎等。过敏者慎用。

第七节 口腔溃疡

口腔溃疡又称为口疮,是指在口腔内唇、上腭、舌颊等部位黏膜上形成的溃疡点。此病的发生涉及多种因素的综合作用,其中包括局部创伤、精神紧张、食物过敏、药物反应、营养不良、激素水平变化等。

口腔溃疡通常预示着机体可能有潜在系统性疾病,口腔溃疡与胃溃疡、十二指肠溃疡、溃疡性结肠炎等有关。此外,女性经期、维生素B族吸收障碍症、自主神经功能紊乱症等也可能与口腔溃疡有关。

处方1 口疮愈汤

【方　药】太子参、赤芍、生地各30克,肉苁蓉、凤尾草、当归、麦冬各10克,生黄芪、甘草、银花、连翘衣各15克,木通、肉桂各3克,细辛5克,生蒲黄(包)、黄柏、升麻、柴胡、薄荷各6克。

【用　法】水煎3次,分3次服,每日1剂,30剂为1个疗程。

【适应证】适用于口腔溃疡,尤其是复发性口腔溃疡。

处方2 泻黄汤加味

【方　药】生石膏30克(先煎),栀子15克,防风、藿香、甘草各12克,黄连、元参、麦冬、生地、大黄各10克。

【用　法】将上药置于锅中,水煎分3~4次服,每日1剂。

【适应证】适用于顽固性口腔溃疡。

处方3 党参白术汤

【方　药】党参15克,白术、干姜、炒山药各12克,炙甘草9克,附子、五味子各 6 克, 苍术 10 克。

【用　法】将上药置于锅中, 水煎, 分早、晚 2 次口服, 每日 1 剂, 5
　　　　　日为 1 个疗程, 服 1~2 个疗程。

【适应证】适用于复发性口腔溃疡。

处方 4　西吡氯铵含漱液

【药　名】西吡氯铵含漱液

【用　法】漱口, 每次 5~15 毫升, 每日至少 2 次。

【适应证】适用于扁桃体炎, 口疮, 口腔溃疡, 口腔炎。

处方 5　西地碘含片

【药　名】西地碘含片

【用　法】口含, 0.75~1.5 克 / 次, 每日 3~5 次。

【适应证】适用于口疮, 口腔溃疡, 口腔炎。

处方 6　口腔溃疡散

【药　名】口腔溃疡散

【用　法】外用药, 不可内服, 使用时, 用消毒棉签蘸取药后擦患处,
　　　　　每日 2~3 次。

【适应证】适用于口疮, 口腔溃疡。

第八节　慢性咽炎

慢性咽炎是指长时间发生于咽部黏膜、黏膜下和淋巴组织的弥漫性炎症, 表现为咽部不适、发痒、发干、灼热、刺痛以及咽部分泌物较为黏稠等不适症状。此病主要见于成年人, 其病程较长, 治疗相对较困难。

慢性咽炎的病因包括肝肾阴虚和虚火上炎。肝肾阴虚指的是肝脏和肾脏阴精亏虚，导致咽喉部位的黏膜缺乏足够的润滑，容易受到刺激而发炎。此外，慢性咽炎的发病原因还可能与反复外感有关。

处方 1 金果饮

【方　药】生地黄 20 克，玄参 15 克，胖大海 10 克。

【用　法】将上药制成口服糖浆，每次取 15 毫升口服，每日 3 次，连服 28 日为 1 个疗程。

【适应证】适用于慢性咽炎。

处方 2 清音汤

【方　药】玄参、麦冬、生地黄各 10 克，薄荷、桔梗各 5 克，生甘草 3 克。

【用　法】将上药加水煎 2 次滤汁混合，分早、晚各 1 次口服，每日 1 剂。

【适应证】适用于慢性咽炎。

处方 3 通咽利喉汤

【方　药】玄参、沙参各 15 克，山豆根 12 克，射干、白芍、僵蚕、佛手各 9 克，桔梗 6 克，生甘草 4 克。

【用　法】将上药加水煎 2 次取汁 400 毫升，分 3 次温服，每日 1 剂。

【适应证】适用于慢性咽炎。

处方 4 咽部局部抗感染治疗

【药　名】复方硫酸新霉素

【用　法】喷喉，每次 1~2 喷，每日 3~4 次。

【适应证】适用于扁桃体炎, 咽喉炎等。过敏者慎用。

处方 5 复方碘甘油

【药　名】复方碘甘油

【用　法】涂抹患处, 每日 3 次。

【适应证】适用于扁桃体炎, 咽喉炎等。过敏者慎用。

处方 6 呋喃西林溶液

【药　名】呋喃西林溶液

【用　法】含漱, 不可口服, 每日 3 次。

【适应证】适用于慢性咽炎, 口腔炎等。过敏者慎用。

第九节　玻璃体浑浊

　　玻璃体浑浊是一种眼科疾病, 其症状包括眼前出现黑影飘动的感觉。此病的病因主要涉及眼内炎性渗出物渗入玻璃体、眼内出血进入玻璃体, 以及玻璃体退行变性产物, 偶尔可能出现闪光现象。严重时, 还可能导致不同程度的视力障碍。

　　玻璃体浑浊又称为云雾移睛, 其病因主要可分为虚和实两种情况。虚型多与肝肾亏损相关, 指的是肝肾功能虚弱, 导致体内阴阳失衡, 引发玻璃体出现浑浊的情况, 而实型则与血热瘀滞有关。

处方 1 明目汤

【方　药】当归、赤芍、菊花各 10 克, 生地、生蒲黄、枸杞子、白茅根、旱莲草各 15 克。

【用　法】将上药置于锅中, 水煎服, 每日 1 剂。

【适应证】适用于玻璃体混浊并眼底出血。

处方 2 云雾移睛汤

【方　药】炙黄芪 15 克, 三七粉、大黄、全蝎各 3 克, 川桂枝、水蛭各
6 克, 连翘衣、紫花地丁、决明子、女贞子、赤芍各 30 克, 广
地龙、僵蚕、炒白术、猪苓、茯苓、漏芦、甘草各 10 克, 泽泻
20 克。

【用　法】将上药水煎 3 次, 分 3 次服, 每日 1 剂, 30 剂为 1 个疗程。

【适应证】适用于玻璃体浑浊。

处方 3 六味汤加减

【方　药】枸杞子、生地各 15 克, 山萸肉、牡丹皮、泽泻、茯苓、沙苑
子、车前子（包）、石斛、柴胡、黄芩、茺蔚子、青皮各 9 克,
竹叶、木香各 6 克, 生甘草 3 克, 灯心草 2 克为药引。

【用　法】将上药置于锅中, 水煎服, 每日 1 剂。

【适应证】适用于玻璃体混浊并眼底出血。

处方 4 氨碘肽滴眼液

【药　名】氨碘肽滴眼液

【用　法】滴眼。一次 1 滴, 每日 3 次。

【适应证】适用于玻璃体浑浊。甲亢和碘过敏者慎用。

处方 5 普罗碘铵注射液

【药　名】普罗碘铵注射液

【用　法】①结膜下注射：一次 0.1~0.2 克, 2~3 日一次, 5~7 次为 1
个疗程。②肌内注射：一次 0.4 克, 每日或隔日一次, 10 次
为 1 个疗程, 每疗程间隔 7~14 日, 一般用 2~3 个疗程。

【适应证】适用于玻璃体混浊。甲亢和碘过敏者慎用。

第十节　老年视网膜血管病

视网膜血管病变是由视网膜中央静脉主干或其分支形成血栓所致。这种病变的危险因素包括糖尿病、动脉粥样硬化、高血压等，可能会导致视网膜血管的损伤和病变，最终影响视网膜的正常功能。

老年视网膜血管病又称为暴盲、视瞻昏渺、云雾移晴，是一种眼部疾病。此病的发病机制包括视网膜血管病变、血管硬化、视网膜动脉或静脉阻塞等。这些情况可能由于老年人身体状况的变化、血管供血不足、高血压、糖尿病等因素引起。

处方 1　消血饮

【方　药】葛根 20 克，川芎、当归、赤芍、生地黄各 10 克，防风 6 克。

【用　法】将上药加水 600 毫升浸泡 30 分钟，先用武火煎沸后，改为文火续煎 30 分钟，滤其药汁，分次口服，每日 1~2 剂。

【适应证】适用于视网膜中央静脉阻塞，属血虚血瘀证。

处方 2　增液白虎汤

【方　药】石膏 30 克，生地黄、知母、麦冬、玄参各 10 克。

【用　法】先取生地黄加水 600 毫升煎煮，然后用武火煎沸，再改为文火续煎 20 分钟；接着加入其他中药续煎 30 分钟，滤其药汁 400 毫升，温开水送服。每日 1 剂，连服 6~8 剂。

【适应证】适用于单纯糖尿病视网膜病变属阴虚燥热证。

处方 3　滋肾活血汤

【方　药】生地黄、丹参、葛根各 15 克，熟地黄、牡丹皮各 10 克。

【用　法】先取生地黄加入冷水 600 毫升略泡，然后用武火煎沸后，再改为文火续煎 30 分钟。每剂煎取药汁 2 次, 分早、晚各 1 次分服, 每日 1 剂, 连服 6~8 剂。

【适应证】适用于单纯糖尿病视网膜病变、增生性糖尿病视网膜病变等。

处方 4 左氧氟沙星滴眼液

【药 名】左氧氟沙星滴眼液

【用 法】眼睑局部使用, 每次 1~2 滴, 第 1~2 日白天每 2 小时滴一次, 全天共用药 8 次; 以后白天每 4 小时滴一次, 全天共用药 4 次。

【适应证】适用于由敏感细菌所致的视网膜病变。过敏者慎用。

处方 5 妥布霉素滴眼液

【药 名】妥布霉素滴眼液

【用 法】眼睑局部使用, 轻度至中度感染的患者, 每 4 小时一次, 每次 1~2 滴点患眼, 与眼膏合用, 即白天滴用滴眼液, 晚上使用眼膏。

【适应证】适用于由敏感细菌所致的视网膜病变。过敏者慎用。

处方 6 更昔洛韦滴眼液

【药 名】更昔洛韦滴眼液

【用 法】眼睑局部使用。一次 2 滴, 每 2 小时一次, 每日给药 7~8 次。严禁过量用药, 在启用后最多可使用 4 周。

【适应证】适用于治疗病毒性视网膜病变。

第八章

感染性疾病

第一节 疟 疾

疟疾是一种由疟原虫引起的传染病,通常通过被感染的按蚊叮咬传播。此病表现为周期性发冷、发热、出汗、贫血和脾肿大等症状。根据疟原虫的类型,疟疾可分为间日疟、恶性疟、三日疟和卵形疟四种。其中,间日疟和恶性疟较为常见,三日疟和卵形疟相对少见。

根据病因,疟疾可分为按蚊叮咬、血液穿模和母婴传播。按蚊叮咬是指被感染了疟原虫的按蚊叮咬而感染;血液传播是指输入带有疟原虫的血液而感染;母婴传播是指带虫或患疟疾的孕妇通过胎盘进入胎儿,导致新生儿患有先天性疟疾。

处方1 二甘方

【方　药】甘遂0.6克,甘草1克,小膏药1贴。

【用　法】将上药研为细末,在疟疾发作前2~4小时,用鲜姜片擦患者脐部皮肤1~2分钟(皮肤发红即可),将药末撒在脐内外,贴上膏药,6小时后取下。

【适应证】适用于疟疾。

处方2 辛发丁香散

【方　药】细辛、荜拨、丁香各等量。

【用　法】将上药共研为细末，于疟疾发作前 2 小时纳入患者脐窝，
外用胶布封固。

【适应证】适用于疟疾。

处方 3　山奈甘松膏

【方　药】山奈、甘松各 3 克，小膏药 1 贴。

【用　法】将山奈、甘松共研为细末，放在小膏药中央，在疟疾发作前
2 小时贴于患者肚脐处。

【适应证】适用于疟疾。

处方 4　青蒿素

【药　名】青蒿素片

【用　法】口服用药，青蒿素片剂首次 1 克，6~8 小时后 0.5 克，第 2、
第 3 日各 0.5 克。栓剂首次 600 毫克，4 小时后 600 毫克，
第 2、第 3 日各 400 毫克。

【适应证】适用于治疗间日疟恶性疟。

处方 5　氯喹

【药　名】氯喹片

【用　法】口服用药，首剂 1 克，第 2、第 3 日各服 0.5 克。如与伯氨
喹合用，只需第每日服本品 1 克。

【适应证】适用于非耐药疟疾的首选用药，对于各种疟原虫都有杀灭
作用。

处方 6　伯氨喹

【药　名】伯氨喹

【用　法】成人常用量：口服，按伯氨喹计。根治间日疟每日 3 片，连

服 7 日。用于杀灭恶性疟配子体时，每日 2 片，连服 3 日。

【适应证】本药是目前唯一可供使用的预防复发和传播的药物。

第二节 蛔虫病

蛔虫病是一种常见的肠道寄生虫病，是由蛔虫的幼虫在人体内移行和（或）成虫寄生于人体小肠所致的疾病。当肠道蛔虫误入邻近脏器或幼虫移行至其他器官时，还可能会导致胆道感染、胰腺炎、阑尾炎、胆道蛔虫病等并发症。

蛔虫病又称为虫踞、蚘虫病，整个感染过程约需要 2~3 个月，而蛔虫可在体内寄生达 1~2 年之久。多数人在感染初期无自觉症状，有时会出现上腹部或脐周阵发性疼痛、腹泻或恶心呕吐等症状，从而影响人体肠道功能和营养吸收。

处方 1 贯众汤

【方　药】贯众、苦楝皮、土荆芥、紫苏叶各 10 克。

【用　法】将上药加水略泡，水煎 2 次，混汁后一次服完，每日 1 剂，连服 2~3 剂即可。

【适应证】适用于虫踞肠腑型蛔虫病。

处方 2 乌君汤

【方　药】乌梅 20 克，使君子 15 克，花椒、生姜各 6 克，黄连、大黄各 9 克，槟榔、川楝子各 12 克。

【用　法】每剂水煎 2 次，混匀后分 3 次口服，每日 1 剂。

【适应证】适用于蛔虫感染性急性腹痛。

处方 3 安蛔汤加减

【方　药】乌梅 30 克, 槟榔 15 克, 川楝子、使君子各 12 克, 细辛 6
克, 花椒、生大黄（后下）各 10 克, 苦楝皮 9 克。

【用　法】将上药加水煎 2 次, 每日 1 剂。

【适应证】适用于胆道蛔虫症、胆囊炎。

处方 4 甲苯咪唑

【药　名】甲苯咪唑

【用　法】口服用药, 成人 200 毫克, 1 次顿服, 4 岁以上儿童用成
人量, 2~4 岁儿童用量减半。

【适应证】适用于驱肠虫药。

处方 5 丙硫苯咪唑

【药　名】丙硫苯咪唑

【用　法】口服用药, 驱勾虫第一次服 400 毫克, 10 日后重复给药一
次。驱蛔虫、蛲虫、鞭虫, 以 400 毫克顿服。

【适应证】适用于驱除蛔虫、蛲虫、勾虫、鞭虫。

处方 6 双羟萘酸噻嘧啶

【药　名】双羟萘酸噻嘧啶

【用　法】驱钩虫、蛔虫: 口服, 1.2 克 ~1.5 克 / 日。小儿按体重每
日 30 毫克 / 千克。睡前 1 次顿服, 不必服用泻药。驱钩虫
应连服 3 日。驱蛲虫: 1.5 克 / 日, 每晚顿服, 连服 3 日。

【适应证】用于治疗蛔虫病、蛲虫病、钩虫病、鞭虫病。

第三节 肺结核

肺结核又称为肺痨，是由结核分枝杆菌引起的一种慢性传染病。临床上，将肺结核分为原发型肺结核、血行播散型肺结核、浸润型肺结核、慢性纤维空洞型肺结核、结核性胸膜炎五种类型。

肺结核是我国发病、死亡人数最多的重大传染病之一。此病多因人们身体虚弱、抗病力弱，外感"痨虫"而致病。此病主要表现为长期低热、倦怠、疲劳无力、食欲缺乏、盗汗、月经不调等全身性症状。其病变部位主要集中在肺，会逐渐涉及脾、肾脏等。

处方 1 黄蛤丸

【方　药】黄连 19 克，蛤蚧 13 克，白及 40 克，百部 200 克，枯矾 8 克。

【用　法】将上药加水煎液 300 毫升，分 3 次服下。治疗时，成人每次 10 克口服，每日 3 次。

【适应证】适用于气阴两虚型肺结核。

处方 2 结核灵

【方　药】壁虎 500 克，百部、白及、百合各 100 克，川贝母 50 克。

【用　法】先取壁虎焙干，与百部、白及、百合等共研细末，混匀可装入口服胶囊。治疗时，成人每次 3~4 粒，每日 3 次。

【适应证】适用于阴虚型活动期肺结核。

处方 3 复方白及散

【方　药】生百部、煅牡蛎、白及按 1∶2∶3 的比例进行配伍。

【用　法】将三味药物研成细粉，每次 4 克温开水送服，每日 3 次。

【适应证】适用于阴虚型肺结核。

处方 4　抗结核药物

【药　名】异烟肼，利福平，吡嗪酰胺，乙胺丁醇。

【用　法】口服。异烟肼，0.3 克 / 次，每日 1 次；利福平，0.45~0.6 克 / 次，每日 1 次；吡嗪酰胺，1.5~2 克 / 次，每日 1 次；乙胺丁醇，0.75~1 克 / 次，每日 1 次；持续 2 月后调整方案。

【适应证】适合于肺结核。监测肝肾功，过敏者需要换药。

处方 5　止咳治疗

【药　名】氢溴酸右美沙芬糖浆

【用　法】口服用药，15~30 毫克 / 次，每日 3~4 次。

【适应证】适合肺结核以及其他肺部疾病导致的咳嗽。过敏者慎用。

处方 6　止喘治疗

【药　名】硫酸沙丁胺醇吸入气雾剂

【用　法】气道吸入用药，每次 1 揿，每日 2 次。

【适应证】适合肺结核以及其他肺部疾病导致的气喘。过敏者慎用。

第四节　细菌性痢疾

　　细菌性痢疾简称为菌疾，是由志贺菌引起的肠道传染病。其病理过程涉及细菌感染导致直肠、乙状结肠的炎症及溃疡，症状表现为腹痛、腹泻等不适感，且伴有黏液脓血便。此病多见于夏秋季节，即 5—10 月发病率最高，这可能与气温升高、环境湿热等因素有关。

　　痢疾好发于医疗卫生条件较差且水源不安全的地区，发展中国家的发病率明显高于发达国家。在经济发达地区，由于卫生条件和医疗水平的提高,发病率相对较低。在我国,细菌性痢疾的发病率呈逐年下降趋势,得益于卫生改善、医疗条件的提升。

处方 1 甘石车前散

【方　药】滑石 30 克,甘草 6 克,鲜车前草适量。

【用　法】将滑石和甘草共碾成细末,贮瓶备用。用时取药末 10 克,同车前草共捣烂如膏状,敷于患者脐孔上,盖以纱布,胶布固定,每日换药 2 次。

【适应证】适用于湿热型痢疾。

处方 2 复方厚朴散

【方　药】苍术、厚朴、陈皮、炙甘草、羌活、草乌、黄连、吴茱萸、大黄、枳壳、当归、白芍、黄芩、木香、槟榔各适量。

【用　法】将以上诸药共碾为粗末,装入布袋内,平摊于患者脐部,再用热水袋敷于肚脐处,持续 40 分钟,每日 3 次。

【适应证】适用于各种类型的痢疾。

处方 3 朴术甘陈脐贴

【方　药】苍术 45 克,厚朴、陈皮、甘草各 30 克。

【用　法】将上药混合共碾成细末,在锅内炒热,用布包裹,趁热敷于患者肚脐处,外用绷带包扎固定。每日换药 1 次。

【适应证】适用于寒湿型痢疾。

处方 4 抗感染治疗

【药　名】左氧氟沙星

【用　法】口服用药, 0.5 克 / 次,每日 1 次。

【适应证】适合细菌性痢疾。过敏者慎用。

处方 5　止泻药物

【药　名】蒙脱石散

【用　法】口服，3 克 / 次，每日 3 次，服用时将本品倒入半杯温开水
　　　　（约 50 毫升）中混匀快速服完。

【适应证】所有类型腹泻。过敏者慎用。

处方 6　口服补液盐

【药　名】口服补液盐

【用　法】临用前，将 5.125 克口服补液盐一袋量溶解于 250 毫升温
　　　　开水，每日可服用 3 次。

【适应证】若能正常进食，可适当减少补液盐。

第五节　阿米巴痢疾

　　阿米巴肠病是由溶组织阿米巴（痢疾阿米巴）寄生于结肠内
引起的疾病，主要表现为阿米巴痢疾或阿米巴结肠炎。根据症状及
起病时间的不同，阿米巴痢疾可分为无症状型阿米巴肠病、急性阿
米巴肠病和慢性阿米巴肠病三类。

　　阿米巴痢疾的发病机制主要涉及湿热侵袭肠道，导致气滞血
瘀，从而引发脓血便的症状。此病广泛分布于全球，尤其在热带、
亚热带以及温带地区的发病率较高。其感染率与当地经济水平、卫
生状况以及生活方式密切相关。

处方 1　鸦胆子胶囊

【方　药】鸦胆子仁 12 粒，加糖化素（淀粉酶）1.5 克，可装入口服
　　　　胶囊后备用。

【用　法】每次 1~2 粒口服，每日 2~3 次，连用 10 日为 1 个疗程。

【适应证】适用于阿米巴痢疾。

处方 2　单味白头翁汤

【方　药】白头翁 20~30 克。

【用　法】加水煎 10 余分钟, 滤去渣, 每日 1 剂, 3 次分服, 7~10 日为 1 个疗程。

【适应证】适用于阿米巴痢疾。

处方 3　白头翁汤加味灌肠方

【方　药】白头翁、金银花、紫花地丁各 30 克, 秦皮、黄柏各 12 克, 黄连 10 克, 大黄 6 克。

【用　法】首煎宜加水 400 毫升, 煎取药汁 300 毫升; 二煎再加水 200 毫升, 取浓缩药汁 100 毫升。须将 2 次药汁混合在一起, 实施保留灌肠治疗, 每日 2 次。3 日后再改为每日 1 次, 连续 5 日为 1 个疗程。

【适应证】适用于急性期阿米巴痢疾或细菌性痢疾等。

处方 4　甲硝唑

【药　名】甲硝唑

【用　法】肠道阿米巴病 0.4~0.6 克 / 次, 每日 3 次, 疗程 7 日; 肠外阿米巴病, 0.6~0.8 克 / 次, 每日 3 次, 疗程 20 日。

【适应证】适用于肠道和肠外阿米巴病。

处方 5　糖酸二氯尼特

【药　名】糖酸二氯尼特

【用　法】口服, 成人 0.5 克 / 次, 每日 3 次, 10 日为 1 个疗程。儿童每日 30 毫克 / 千克, 分 3 次服。10 日为 1 个疗程。

【适应证】治疗肠内阿米巴病, 临床上用于急慢性阿米巴痢疾和阿米巴肝脓肿。

第六节 真菌性肠炎

真菌性肠炎多因慢性消化道疾病或滥用抗生素过后肠道正常菌群失调而引起, 尤其以白色念珠菌感染较为常见。此病的症状表现为便稀、腹泻, 有时伴有黏冻状脓血便以及轻度腹痛和腹胀等不适感。

真菌性肠炎的发生机制与湿热、脾胃失调密切相关。湿热和脾胃失调是这一疾病发展过程中重要的因素。当身体内湿热邪气过多或者脾胃功能失调时, 就会为真菌的滋生提供有利的环境。

处方 1 儿茶

【方　药】选用单药儿茶 50 克。

【用　法】捣碎后, 放入 500 毫升蒸馏水中搅拌, 待沉淀后, 再经由 2 层纱布过滤, 取上清液备用。治疗时, 成人每次 20~30 毫升口服, 儿童每次 5~10 毫升口服, 每日 3 次, 连服 7 日为 1 个疗程。

【适应证】适用于真菌性肠胃炎。

处方 2 苦参四君子汤

【方　药】苦参 20 克, 党参、炒白术各 12 克, 茯苓 10 克, 甘草 5 克。

【用　法】每剂水煎 2 次, 混合后分 3 次口服, 每日 1 剂, 连用 3~6 剂可生效。

【适应证】适用于真菌性肠炎。

处方 3 附子理中合参苓白术散

【方　药】制附子（先煎 2 小时）、淡干姜、广木香各 6 克，党参 15
　　　　　克，茯苓、焦山楂、焦神曲、苍术、白术各 9 克，薏苡仁 20
　　　　　克，砂仁（后下）3 克。

【用　法】将上药加水煎 2 次，混合后分 2 次口服，每日 1 剂。

【适应证】适用于真菌性肠炎。

处方 4 止泻药物

【药　名】蒙脱石散

【用　法】口服，3 克 / 次，每日 3 次，服用时将本品倒入半杯温开水
　　　　　（约 50 毫升）中混匀快速服完。

【适应证】所有类型腹泻。过敏者慎用。

处方 5 口服补液盐

【药　名】口服补液盐

【用　法】临用前，将 5.125 克口服补液盐一袋量溶解于 250 毫升温
　　　　　开水，每日可服用 3 次。

【适应证】若能正常进食，可适当减少补液盐。

处方 6 氟康唑

【药　名】氟康唑

【用　法】口服，念珠菌病及其他真菌病，50~100 毫克 / 次，每日 1 次。

【适应证】适用于真菌性肠炎及其他真菌性感染。

第七节　病毒性肝炎

病毒性肝炎是一种由多种肝炎病毒引起的传染病,主要以肝脏病变为特征。此病具有很强的传染性,传播途径复杂,流行范围广泛,发病率也相对较高。临床症状表现为食欲减退、恶心、呕吐、乏力、肝肿大及肝功能损害等。

根据临床表现,病毒性肝炎可分为急性病毒性肝炎、慢性病毒性肝炎、重型病毒性肝炎、淤胆型肝炎和肝炎肝硬化五类。每种类型都有其特定的病程和治疗方法,针对不同类型的肝炎,须采取相应的治疗策略。

处方 1　虎杖汤

【方　药】虎杖、板蓝根、茵陈、蒲公英各 30 克,陈皮 10 克。

【用　法】将上药加水 200 毫升,先用武火煎沸后,再改文火续煎 10 分钟,取其药汁分早、晚 2 次口服,小儿用量酌减,连服 30 日为 1 个疗程。

【适应证】适用于急性病毒性肝炎。

处方 2　加味一贯煎

【方　药】沙参 15 克,枸杞子、白芍各 12 克,麦冬、郁金、当归、川楝子、生地黄各 10 克。

【用　法】将上药加水 300 毫升浸泡 20 分钟,用武火煎沸后,改为文火续煎 30 分钟,每剂水煎 2 次,取药汁一次口服,每日 1 剂。

【适应证】适用于肝肾阴虚型慢性肝炎。

处方 3　芳化愈肝汤

【方　药】茵陈 40 克,薏苡仁 20 克,茯苓 15 克,厚朴、半夏、杏仁各

10 克, 白豆蔻 6 克。

【用　法】将上药加水 400 毫升浸泡 20 分钟后, 先用武火煎沸, 再改
　　　　　为文火续煎 30 分钟, 每剂水煎 2 次, 取其药汁一次服完。
　　　　　每日 1 剂, 连服 6~8 剂。

【适应证】适用于急性病毒性黄疸型肝炎。

处方 4　拉米夫定

【药　名】拉米夫定

【用　法】口服用药, 100 毫克 / 次, 每日 1 次。

【适应证】适用于病毒性肝炎治疗, 需要监测肾功, 肾功能不全的需
　　　　　要减量。

处方 5　阿德福韦酯

【药　名】阿德福韦酯

【用　法】口服用药, 饭前或饭后均可, 成人每日 1 次, 每次 10 毫克。

【适应证】适用于病毒性肝炎治疗。

处方 6　恩替卡韦

【药　名】恩替卡韦

【用　法】口服用药, 每日 1 次, 每次 0.5 毫克。

【适应证】适用于治疗存在病毒复制的慢性乙型肝炎。

第八节　流行性乙型脑炎

　　流行性乙型脑炎简称乙脑, 系由乙型脑炎病毒引起的中枢神
经系统传染病。此病的传染源是病猪、病马、病牛和患者, 是一种

有季节性的自然疫源性疾病。此病以 7—9 月份发病率居高，以 10 岁以下小儿更为常见。

乙脑又称为暑热、暑厥、暑痫，是一种由暑热疫毒侵袭所引起的疾病。此病的主要特征在于发病急骤，一般情况下会表现出高热不退、剧烈的头痛、持续性的呕吐以及嗜睡或烦躁不安等症状。

处方 1 益气清解汤

【方　药】生晒参 4~8 克，麦冬、板蓝根、大青叶各 15~20 克，金银花、连翘各 8~10 克，生石膏 30~50 克，丹皮、知母、竹叶各 6~10 克，生地 10~20 克，甘草 2~5 克。

【用　法】将上药置于锅中，水煎服，每日 1 剂，口服或鼻饲。

【适应证】适用于流行性乙型脑炎急性期重型和极重型。

处方 2 乙脑 1 号验方

【方　药】大青叶、板蓝根各 60 克，金银花、紫花地丁、贯众各 30 克，连翘、生石膏、薏苡仁、粳米各 15 克，知母 10 克，黄芩 12 克。

【用　法】将上药加水 300 毫升浸泡 10 分钟，先用武火煎沸后，改为文火续煎 30 分钟，每剂水煎 2 次。取 2 次药汁混匀，一次服完，每日 1 剂。

【适应证】适用于暑伤卫气型流行性乙型脑炎。

处方 3 糖皮质激素

【药　名】注射用甲泼尼龙琥珀酸钠

【用　法】静脉输液，40~80 毫克 / 次，每日 1~2 次。

【适应证】适用于减轻病毒性脑炎导致的水肿，发热。

处方 4 甘露醇

【药　名】20% 甘露醇

【用　法】静脉输液，100 毫升 / 次，每日 1~2 次。

【适应证】减轻病毒性脑炎导致的脑水肿，高颅压，需要监测出入量。

第九章

风湿性疾病

白塞病是一种以口腔、眼、生殖器为主要病变的独立性综合病征。此病可累及皮肤、关节、神经系统、心血管系统、消化系统、泌尿系统等,其病因可能与遗传因素及病原体感染有关。

白塞病又称为贝赫切特病、狐惑病、丝绸之路病。此病是一种慢性变异性系统性血管炎,在我国各类人群中都有发现,从青少年到老年,都有可能受到其影响,尽管中青年群体更为常见,但男性和女性均有可能患此病。

处方 1 白寒方

【方　药】党参10克,干姜、甘草、附子、肉桂各6克,半夏、陈皮、当归尾、赤芍、红花、三棱、莪术、茯苓各9克。

【用　法】将上药加水煎至400毫升,分早、晚2次温服,每日1剂。

【适应证】适用于白塞病。

处方 2 腥母汤加减方

【方　药】益母草、鱼腥草各20克,金银花、野菊花各15克,赤芍、泽兰、夏枯草、川芎各12克,黄柏、甘草各10克,大黄(后下)6克。

【用　法】将上药置于锅中, 水煎分 2 次口服, 每日 1 剂。

【适应证】适用于白塞病。

处方 3　当归六黄汤加味

【方　药】蒲公英 20 克, 生地黄、当归、熟地黄、黄芩、麦冬、玄参、天冬、七叶一枝花各 15 克, 金银花、黄芪、黄柏、黄连各 10 克, 赤芍 9 克, 西洋参 6 克。

【用　法】将上药加水煎取汁 400 毫升, 分 2 次口服, 每日 1 剂。15 日为 1 个疗程, 连用 1~3 个疗程。

【适应证】适用于白塞病。

处方 4　非甾体消炎止痛药

【药　名】布洛芬缓释片

【用　法】口服用药, 0.3 克 / 次, 每 12 小时一次。

【适应证】适用于白塞病伴有关节炎、发热、溃疡疼痛患者。有胃病的患者慎用。

处方 5　秋水仙碱

【药　名】秋水仙碱

【用　法】口服用药, 首剂 0.5~1 毫克, 以后每 2~3 小时服 0.5 毫克, 直至剧痛缓解或出现胃肠道反应时停用。

【适应证】适用于白塞病伴有口腔、生殖器溃疡和关节病变的患者。应注意肝、肾损害, 粒细胞减少等不良反应。

第二节　干燥综合征

干燥综合征是一种慢性炎症性自身免疫病,其主要特征为泪腺和唾液腺分泌减少。此病起病较为隐匿,主要与泪腺、唾液腺等外分泌腺体功能的损伤有关。此病表现多样,病情的轻重程度也存在着较大的差异。

干燥综合征分为原发性和继发性两大类。原发性干燥综合征是一种全球性疾病,好发年龄为40~50岁,也可见于儿童;继发性干燥综合征是指在引起干燥综合征的结缔组织病基础上发生的次级干燥综合征,其发病率与原发病的流行趋势相关。

处方 1　新一贯煎

【方　药】生地、全瓜蒌、淫羊藿、大枣、天花粉各 12 克,枸杞子、当归、知母、石斛各 9 克,太子参、淮小麦各 30 克,生甘草 6 克。

【用　法】将上药置于锅中,水煎服 2 次。

【适应证】适用于阴虚内热型干燥综合征。

处方 2　竹叶石膏汤

【方　药】青竹叶 30 张,贝母 6 克,桑叶皮、生甘草各 2 克,金银花、冬瓜、熟石膏、光杏仁、连翘壳各 4 克,白莱菔子、鲜苇茎（去节）各 9 克。

【用　法】将上药置入锅中,水煎服,每日 1 剂,分 2 次服。

【适应证】适用于干燥综合征。

处方 3　滋肾润燥汤

【方　药】当归、生地、熟地、赤芍、白芍、甘草、天花粉各 30 克,黄芩、秦艽、肉苁蓉、炙黄芪、广地龙、僵蚕、桃仁、红花、麦冬、石斛各 10 克, 黄连、肉桂各 3 克。

【用　法】将上药置入锅中, 水煎服。每日 1 剂, 6 日为 1 个疗程。

【适应证】适用于干燥综合征（口、眼、鼻、皮肤）。

处方 4　环磷酰胺

【药　名】环磷酰胺

【用　法】口服用药, 按照体重每日 2~4 毫克 / 千克, 连用 10~14 日, 停用 1~2 周后重复给药。

【适应证】适用于合并脏器功能损害的干燥综合征。

处方 5　糖皮质激素

【药　名】泼尼松龙

【用　法】口服用药, 30~40 毫克 / 次, 每日 1 次, 连续数周后随着症状好转可以减量, 一般减至 5~10 毫克。注意, 药物减量时要逐渐减量。

【适应证】适用于干燥综合征合并关节炎、肾小球肾炎, 肺间质病变。

处方 4　非甾体消炎止痛药

【药　名】布洛芬缓释片

【用　法】口服用药, 0.3 克 / 次, 每 12 小时 1 次。

【适应证】适用于干燥综合征伴有肌肉关节疼痛患者。

第三节　风湿性关节炎

　　风湿性关节炎是一种风湿热疾病, 通常与感染后引起机体的变态反应有关。此病多发于冬春阴雨季节, 主要症状为游走性、多发性大关节炎,以膝、踝、肘、腕、肩等大关节受累为主,局部可出现红、肿、灼热、疼痛和压痛,有时有渗出,但无化脓现象。

风湿性关节炎的发病机制是由于风、寒、湿邪侵袭人体,导致气血运行不畅,经络阻滞,最终引发关节炎的发生。风湿性关节炎以其特有的表现为特征,表现为关节的游走性酸楚感、重着感以及疼痛等症状,是肢体痹病的一种。

处方 1　五虎消瘀散

【方　药】桃仁、白芷各 30 克,血竭、制没药各 10 克,制川乌 8 克。

【用　法】将上药研粉末,用适量糯米饭拌药粉外敷患处,包扎固定,24 小时换药 1 次。

【适应证】适用于创伤后关节僵硬。

处方 2　温阳益气汤

【方　药】黄芪 50 克,肉苁蓉 30 克,当归、桂枝各 12 克,麻黄、细辛各 8 克,巴戟天 15 克,牛膝、补骨脂、菟丝子、乌梢蛇各 20 克,甘草 6 克,独活、制附片各 15 克。

【用　法】水煎 2 次合一,加白酒适量,分 3 次服,每日 1 剂。

【适应证】适用于老寒腿、寒湿性关节痛。

处方 3　非甾体消炎止痛药

【药　名】布洛芬缓释片

【用　法】口服用药, 0.3 克 / 次,每 12 小时 1 次。

【适应证】适用于风湿关节炎伴有关节疼痛肿胀的患者。

处方 4　青霉素类药物

【药　名】哌拉西林舒巴坦

【用　法】静脉输液, 将 5 克哌拉西林舒巴坦溶于 0.9% 氯化钠溶液中, 5 克 / 次, 每日 2 次。至少 1 周。

【适应证】适用于链球菌感染的风湿性关节炎。

处方 5　乙酰水杨酸

【药　名】阿司匹林片

【用　法】口服用药, 0.1 克 / 次, 每日 1 次。

【适应证】适用于风湿关节炎伴有关节疼痛肿胀的患者。

第四节　类风湿关节炎

　　类风湿关节炎是一种全身性免疫性疾病, 病程缓慢而隐匿, 发病初期的关节表现为关节晨僵、肿胀、疼痛等, 最常见于手腕和掌指, 其次是脚趾、膝、踝以及肩部, 这些疼痛的关节通常伴有压痛。

　　类风湿关节炎的病理过程涉及免疫系统异常, 其病理基础在于滑膜炎的发生。发病初期, 关节表现为晨僵、肿胀和疼痛等症状。随着病情的进展, 关节可能会发生畸形, 并逐渐丧失正常功能。

处方 1　五藤汤

【方　药】雷公藤 6~9 克（去皮, 先煎), 青风藤、忍冬藤、海风藤、络石藤各 15 克, 当归、鸡血藤、生黄芪各 30 克, 蕲蛇、芥子各 10 克, 蜈蚣 3 克, 淫羊藿 12 克。

【用　法】每剂水煎 2 次, 取汁分早、中、晚三餐后 60 分钟口服；每日 1 剂, 连用 1 个月为 1 疗程。

【适应证】适用于类风湿关节炎。注意雷公藤皮质毒性甚强, 须防发生意外中毒。

处方 2 痹痛消

【方 药】制川乌、制草乌、制乳香、制没药各 12 克, 黄精、川续断各
18 克, 桂枝、白芍、白术各 15 克, 炙麻黄、知母、防风、全
蝎各 9 克, 蜈蚣 3 条。

【用 法】将上药用水久煎, 每剂水煎 2 次, 滤药汁 500 毫升, 分 2 次
温开水送服; 每日 1 剂, 连服 30 日为 1 疗程。

【适应证】适用于类风湿关节炎。关节疼痛剧烈者, 可临时加服西药。

处方 3 非甾体消炎止痛药

【药 名】布洛芬缓释片

【用 法】口服用药, 0.3 克 / 次, 每 12 小时 1 次。

【适应证】适用于类风湿关节炎伴有关节疼痛肿胀的患者。

处方 4 免疫抑制剂

【药 名】甲氨蝶呤

【用 法】口服用药, 起始剂量 10~15 毫克 / 次, 每周 1 次, 每 2~4 周
增加 5 毫克, 最大剂量 30 毫克 / 周。

【适应证】适用于类风湿关节炎, 改善病情。

处方 5 来氟米特

【药 名】来氟米特

【用 法】口服用药, 负荷量 50 毫克 / 日, 3 日后改为维持量 20 毫
克 / 日。病情缓解后, 可改为 10 毫克 / 日。

【适应证】适用于类风湿关节炎。

第五节　强直性脊柱炎

　　强直性脊柱炎是一种慢性炎症性疾病，其主要病变部位涉及骶髂关节、脊柱以及外周关节，同时可能伴随不同程度的眼、肺、肠道、心血管等关节外表现。在疾病的发展过程中，严重时可导致脊柱畸形和脊柱强直。

　　强直性脊柱炎又称为骨痹、历节病，分为风寒外袭型、湿热浸淫型、瘀血阻络型、肾精亏虚型等四种类型。此病通常会引起脊柱强直和纤维化，导致眼部、肺部、肌肉和骨骼等多方面病变，被认为是一种自身免疫性疾病。

处方 1　抗风湿煎

【方　药】雷公藤 72 克，苍术 5 克，茯苓、山药各 8 克，黄柏 7 克。

【用　法】将上药加水 1000 毫升略泡后，煎药汁 350~400 毫升，每日分成 1~2 次口服，连服 6 剂为 1 个疗程。

【适应证】适用于湿热浸淫型强直性脊柱炎。

处方 2　乌头桂枝汤

【方　药】制川乌 4.5 克，桂枝、生姜、白芍各 9 克，炙甘草 6 克。

【用　法】将上药加水 600 毫升略泡，先用武火煎沸后，改用文火续煎 30 分钟，取药汁一次服下。每剂水煎 2 次，每日 1 剂。

【适应证】适用于风寒外袭型强直性脊柱炎。

处方 3　复方雷公藤煎

【方　药】雷公藤 10 克，生地黄、金银花 30 克，川续断、赤芍各 15 克，川牛膝 18 克。

【用　法】将上药加水 1000 毫升略泡后同煎，先用武火煎沸，再以文火续煎 20 分钟, 每剂水煎 2 次, 滤其药汁一次服下。每日 1 剂, 连用 10 剂为 1 个疗程。

【适应证】适用于湿热浸淫型强直性脊柱炎。

处方 4 非甾体消炎止痛药

【药　名】布洛芬缓释片

【用　法】口服用药, 0.3 克 / 次, 每 12 小时 1 次。

【适应证】适用于强直性脊柱炎伴有疼痛肿胀的患者。

处方 5 塞来昔布

【药　名】塞来昔布

【用　法】口服用药, 100~200 毫克 / 次, 每日 2 次。

【适应证】适用于强直性脊柱炎, 能迅速改善腰部疼痛、晨僵、关节肿痛, 有胃病的患者警惕消化道出血。

处方 6 免疫抑制剂

【药　名】甲氨蝶呤

【用　法】口服用药, 起始剂量 10~15 毫克 / 次, 每周 1 次, 每 2~4 周增加 5 毫克, 最大剂量 30 毫克 / 周。

【适应证】适用于强直性脊柱炎等, 可以明显改善外周炎。

第六节　系统性红斑狼疮

系统性红斑狼疮是一种侵犯人体多系统的自身免疫性疾病, 其病变可以波及全身, 尤其以皮肤和肾脏的损害最为突出。主要表现为不规则发热或弛张型高热、皮肤上出现蝶形红斑、脱发、关节疼痛、蛋白尿、血尿等症状。

系统性红斑狼疮的发生与体内阴阳失衡、气血不调等因素密切相关。此病的病理过程包括病邪入侵、气血郁滞、阴阳失调等多个方面,这些因素可共同作用,导致免疫系统异常和炎症性病变。

处方 1 狼疮丸

【方　药】金银花、连翘、丹参、赤芍、蒲公英各 80 克,白鲜皮 40 克,桃仁 50 克,红花 30 克,蜈蚣 8 条。

【用　法】将上药制成蜜丸,每丸重 9 克。每次 2 丸口服,每日 2 次。急性期每次 4 丸,每日 3 次。

【适应证】适用于系统性红斑狼疮。

处方 2 益气养阴汤

【方　药】生黄芪 30 克,当归 6~10 克,熟地黄 20~30 克,蚕沙 20 克,麦冬、半枝莲各 10~15 克,太子参、黄精、灵芝草各 15 克,五味子、秦艽、海桐皮、山茱萸、怀山药各 10 克。

【用　法】将上药加水煎服,每日 1 剂,连续服药 3~6 月。

【适应证】适用于系统性红斑狼疮缓解期的治疗。

处方 3 滋肾养阴益气

【方　药】生地黄、麦冬各 15 克,山茱萸、女贞子、墨旱莲各 12 克,山药、泽泻各 30 克,太子参、茯苓各 25 克,牡丹皮、五味子各 10 克。

【用　法】将上药加水煎 2 次,分 2 次口服。每日 1 剂,连用 2 周为 1 个疗程,以服药 1~4 个疗程为宜。

【适应证】适用于系统性红斑狼疮。

处方 4 非甾体消炎止痛药

【药　名】布洛芬缓释片

【用　法】口服用药，0.3 克 / 次，每 12 小时 1 次。

【适应证】适用于系统性红斑狼疮患者，主要用于短期控制关节炎。胃病患者慎用。

处方 5 氯喹

【药　名】氯喹片

【用　法】口服用药，首剂 1 克，第 2、第 3 日各服 0.5 克。

【适应证】适用于系统性红斑狼疮伴有皮疹患者，可控制皮疹，减轻光过敏。

处方 6 免疫抑制剂

【药　名】甲氨蝶呤

【用　法】口服用药，起始剂量 10~15 毫克 / 次，每周 1 次，每 2~4 周增加 5 毫克，最大剂量 30 毫克 / 周。

【适应证】适用于系统性红斑狼疮等免疫疾病。

第十章
神经系统疾病

第一节 脑 炎

脑炎是指脑实质所发生的炎症性疾病,其起因主要是病毒、细菌以及其他病原微生物感染引起的。此病的症状表现多样,包括发热、头痛、身痛、恶心、呕吐、乏力以及不同程度的意识障碍。严重者还可能会出现昏迷、癫痫、精神行为异常、脑疝甚至死亡。

根据病程,脑炎分为急性、亚急性和慢性;根据引起病变的病原微生物不同,脑炎分为细菌性、真菌性和病毒性;根据流行情况,脑炎分为流行性和散发性;根据发病于不同性别和年龄,脑炎还可以分为急性或亚急性。

处方 1 复方清营汤

【方　药】乌犀角 1.5 克, 连翘、麦冬各 12 克, 鲜生地 25 克, 元参、银花、丹参各 9 克, 黄连 3 克, 竹叶心 4.5 克, 紫雪丹 2.5 克(分 2 次灌送)。

【用　法】将上药研为粉末, 置入锅中, 水煎服, 每日 1 剂。

【适应证】适用于流行性脑膜炎。

处方 2 清营复醒汤

【方　药】羚羊角粉 0.6 克(冲服), 水牛角、鲜石菖蒲、鲜生地各 30

克, 粉牡丹皮、陈胆星、天竺黄、郁金、淡竹叶各 9 克, 木通 3 克, 琥珀屑 1.5 克（冲服）, 麝香 0.09 克（冲服）。

【用　法】将上药置入锅中, 水煎服, 每日 1 剂, 连服 7 剂。

【适应证】适用于病毒性脑炎。

处方 3　头孢类药物

【药　名】注射用头孢曲松

【用　法】静脉输液, 将 2 克头孢曲松溶于 100 毫升生理盐水中混匀, 2 克 / 次, 每日 1 次。

【适应证】适用于细菌性脑膜炎。过敏者慎用。

处方 4　伊曲康唑

【药　名】伊曲康唑注射液

【用　法】静脉输液, 成人常用剂量为第 1、第 2 日, 每日 2 次, 每次 200 毫克; 从第 3 日起, 每日 1 次, 每次 200 毫克。每次静脉滴注时间至少 1 小时。静脉滴注疗程为 14 日, 以后继以口服液每次 200 毫克, 每日 2 次。

【适应证】适用于真菌性脑膜炎。过敏者慎用。

处方 5　利巴韦林

【药　名】利巴韦林注射液

【用　法】静脉输液, 500~1000 毫克 / 次, 每日 1 次, 3~7 日为 1 个疗程。

【适应证】适用于病毒性脑膜炎。过敏者慎用。

第二节 面 瘫

面瘫又称为口眼歪斜，是一种面神经受损导致面肌瘫痪的神经缺损症状。面神经从颅内中枢发出，最后分布在面部，主要负责面部肌肉的运动。由于面神经通路较长，其中任何一处的面神经运动神经元受损都可能导致面神经麻痹。

根据病因，面瘫分为引起中枢性面神经麻痹和周围性面神经麻痹两类。中枢性面神经麻痹主要由卒中、肿瘤、颅内感染等因素引起；而周围性面神经麻痹则以特发性面神经麻痹、感染和外伤等为主要病因。

处方 1 钩藤汤

【方　药】钩藤、蝉蜕、炒地龙、白芷、僵蚕各 15 克，白芍、鸡血藤各 20 克，白附子 6 克，蜈蚣 2 条，全蝎、防风、川芎各 10 克，黄芪 30 克。

【用　法】将 2 条蜈蚣放瓦上焙焦研粉，分次冲服，每日 1 剂。其余药水煎 2 次，分 2 次服，每日 1 剂。

【适应证】适用于面瘫。

处方 2 复正散

【方　药】白附子、防风、白芍各 15 克，全蝎 6 克，白僵蚕、川芎、地龙、天麻、钩藤、鸡血藤、胆南星、牡丹皮各 9 克，蜈蚣 2 条，甘草 5 克。

【用　法】将上药研成粉末，装瓶。每次 3~6 克，每日 3 次，温开水送服。

【适应证】适用于面瘫。

处方 3 补阳还五汤

【方　药】黄芪 45 克, 赤芍 15 克, 川芎、当归尾、红花、桃仁、半夏各
　　　　　12 克, 地龙、制南星、防风各 9 克。

【用　法】将上药水煎 3 次, 分 3 次服, 每日 1 剂。

【适应证】适用于面瘫。

处方 4 营养神经药物

【药　名】甲钴胺

【用　法】口服用药, 0.5 克 / 次, 每日 3 次。

【适应证】适用于面瘫。

处方 5 抗病毒药物

【药　名】阿昔洛韦

【用　法】口服用药, 0.2~0.4 克 / 次, 每日 3~5 次, 疗程 7~10 日。

【适应证】适用于特发性面神经麻痹, 与糖皮质激素联用。

处方 6 糖皮质激素

【药　名】泼尼松龙

【用　法】口服用药, 30~40 毫克 / 次, 每日 1 次, 连续数周后随着症
　　　　　状好转可以减量, 一般减至 5~10 毫克。注意, 药物减量时
　　　　　要逐渐减量。

【适应证】适用于特发性面神经麻痹的急性期, 加快康复进程。

第三节　癫　痫

癫痫是一种由于脑神经细胞过度放电引起的中枢神经系统失常的疾病。其症状表现为突发性、暂时性、反复性的全身或局部痉挛。此外，癫痫发作还可能伴随着意识的丧失或改变、语言功能的障碍以及感觉异常等神经系统症状。

癫痫的起因常与气机逆乱、内扰神明等因素密切相关。此病的病情表现多样，轻者可能呈现为精神恍惚、活动暂停等症状，而病情较为严重的患者则可能经历突然失去意识、眼目上视、口吐白沫、肢体抽搐等症状。

处方 1　宁痫散

【方　药】重楼、郁金、白矾各 15 克。

【用　法】将上药共研细末，分成 10 包。治疗时，成人每日 1 包口服，小儿减半；连续口服 3 个月为 1 个疗程。

【适应证】适用于原发性癫痫，证属脾虚痰蕴者。

处方 2　菖郁汤加减

【方　药】重楼 30 克，钩藤、石菖蒲各 15 克，郁金、法半夏、茯苓、枳实、竹茹各 10 克，甘草、天麻（包煎）、川贝母（另研细末）各 6 克。

【用　法】将上药加水煎至 300 毫升，每次取 150 毫升口服，每日 2 次，每日 1 剂。

【适应证】适用于癫痫。

处方 3　定痫镇痛合剂

【方　药】生铁落 60 克，丹参 30 克，制南星 12 克，石菖蒲、甘草各 9

克, 炙地龙 6 克, 炙远志 5 克。

【用　法】将上药配为 7 日用量, 水煎浓缩至 500 毫升, 制成口服糖
　　　　　浆。治疗时, 每次取 20 毫升口服, 每日 3 次。同时服用蝎蜈
　　　　　片或星蜈片, 每次 4~5 片, 每日 2 次。

【适应证】适用于各种类型的癫痫。

处方 4　卡马西平

【药　名】卡马西平

【用　法】初始剂量每次 100~200 毫克, 每日 1~2 次; 逐渐增加剂量
　　　　　直至最佳疗效 (通常为每次 400 毫克, 每日 2~3 次), 某些
　　　　　患者需加至每日 1600 毫克。

【适应证】用于癫痫单纯或复杂部分性发作、原发或继发全身强直 - 阵
　　　　　挛性发作。

处方 5　苯妥英钠

【药　名】苯妥英钠

【用　法】口服用药。成人常用量: 每日 250~300 毫克。开始时一次
　　　　　100 毫克, 每日 2 次, 在随后 1~3 周内加至每日 250~300
　　　　　毫克, 分 3 次服用。

【适应证】治疗全身强直 - 阵挛性发作、复杂部分性发作、单纯部分性
　　　　　发作和癫痫持续状态。

第四节　失眠症

　　失眠症又称为不得卧、不得眠、目不瞑, 是指人们经历长时间
睡眠不足或睡眠质量下降的症状。这种病症的病位主要在心, 通常
是由于心神失养或心神不宁所致。此病的发生与心脏功能和心理

状态密切相关。

　　根据失眠症状的发生和持续时间的长短,分为短期失眠障碍、慢性失眠障碍和其他失眠障碍。短期失眠障碍是指出现失眠症状的时间不超过 3 个月;慢性失眠障碍是指出现失眠症状的时间在 3 个月以上且 1 周至少发生 3 次;其他失眠障碍指不符合以上两种类型的失眠。

处方 1　山栀散

【方　药】栀子 10~30 克。

【用　法】将上药研碎、用布包好, 敷于患者两足底部涌泉穴上, 每晚换散药 1 次。连敷 7 日为 1 个疗程, 共治疗 3 个疗程为宜。

【适应证】适用于失眠症兼有心阳亢盛。

处方 2　活血眠通汤

【方　药】首乌藤 24 克, 珍珠母 30 克, 当归、丹参各 15 克, 茯苓 18 克, 三棱、莪术、柴胡、炙甘草、白芍、白术各 10 克, 酸枣仁 12 克。

【用　法】将上药加水煎 2 次, 分 2 次口服, 每日 1 剂。

【适应证】适用于顽固性失眠症。

处方 3　艾司唑仑

【药　名】艾司唑仑

【用　法】口服, 睡前服用, 1~2 毫克 / 次, 每日 1 次。

【适应证】适用于失眠。有严重呼吸疾病的患者慎用。

处方 4　谷维素

【药　名】谷维素

【用　法】口服，10~30毫克/次，每日3次。

【适应证】适用于失眠，神经衰弱，神经官能症。

处方5 佐匹克隆

【药　名】佐匹克隆

【用　法】口服，睡前服用，1~2毫克/次，每日1次。

【适应证】适用于失眠。

第五节　帕金森病

帕金森病又称为震颤麻痹，是一种老年神经系统退行性疾病。此病以其特征性的运动症状而闻名，包括静止性震颤、运动迟缓、肌强直和姿势平衡障碍等。同时，此病还伴有一系列非运动症状，如便秘、嗅觉障碍、睡眠障碍、自主神经功能障碍等。

帕金森病多见于50岁以上的男性，而女性患病者相对较少。随着年龄的增加，患病人数显著上升，是最常见的神经退行性疾病之一。此病的病因可能与社会因素、药物因素等有关。

处方1 消震回天散

【方　药】金钱白花蛇3条，乌梢蛇15克，蜈蚣2条，全蝎、当归、甘草、防风、羌活、独活、白芷各3克，益智仁30克，狗脊20克，蒲黄10克。

【用　法】将上药研粉装瓶，每次饭后服，从0.3克起服，逐渐加至0.5~2克，每日吞服1~2次。

【适应证】适用于帕金森病、风湿瘫痪、骨节疼痛等。

处方 2 白芍丹参汤

【方　药】玉竹、天冬、生白芍、葛根、山药、丹参、半夏、白术各10克，木瓜、煅龙骨（先煎）、煅牡蛎各15克（先煎），天麻10克。

【用　法】水煎2次，分早、晚服，每日1剂，3个月1个疗程。

【适应证】适用于帕金森病。

处方 3 多巴丝肼

【药　名】多巴丝肼片

【用　法】口服用药，每次62.5~125毫克，每日2~3次。以后每周的日服量增加125毫克，直至达到合适量为止。

【适应证】适用于治疗帕金森病、症状性帕金森综合征（脑炎后、动脉硬化性或中毒性），但不包括药物引起的帕金森综合征。

处方 4 苯海索

【药　名】盐酸苯海索

【用　法】口服用药，开始每日0.5~1片，以后每3~5日增加1片，至疗效最好而又不出现副反应为止，一般每日不超过5片，分3~4次服用，须长期服用。极量每日10片。

【适应证】适用于帕金森病、帕金森综合征，药物引起的锥体外系疾患。

处方 5 金刚烷胺

【药　名】金刚烷胺

【用　法】口服用药，100毫克/次，每日1~2次，每日最大剂量为400毫克。

【适应证】适用于帕金森病、帕金森综合征、药物诱发的锥体外系疾患。可用于一氧化碳中毒后帕金森综合征及老年人合并有脑动脉硬化的帕金森综合征。

第六节 三叉神经痛

　　三叉神经痛又称为头风、痛性抽搐，是一种最常见的脑神经疾病，是指在三叉神经支配区内发生短暂的、阵发性的剧痛。此病分为原发性和继发性两种类型，不具有传染性和遗传性。多见于50岁以上的男性，而女性相对较少。

　　三叉神经痛的病因可能与外感内伤、风邪、痰邪、血瘀等因素相关。发病初期，发作的次数并不多。随着病情的恶化或病程的延长，疼痛的发作更为频繁，甚至可能出现周期性或持续性的疼痛，持续数日或数周。

处方 1 桑椹汤

【方　药】桑椹 150 克。

【用　法】将上药加水 1000 毫升，浸泡 20 分钟左右，先用武火煎沸，再以文火续煎 20 分钟左右，滤其药汁约 250 毫升一次口服；每剂水煎 2 次，每日 1 剂。

【适应证】适用于阴虚火旺型三叉神经痛。

处方 2 头痛宁

【方　药】黄芪、川芎、当归、地龙各 30 克，细辛 15 克。

【用　法】将上药共研细末，然后蜜制成丸，似梧桐子大小；治疗时每次口服 1 丸，温开水送服，每日 3 次，连用 30 日为 1 个疗程。

【适应证】适用于瘀血阻络型三叉神经痛。

处方 3 川芎煎

【方　药】川芎、沙参各 30 克, 白芷、蔓荆子各 6 克, 细辛 3 克。

【用　法】将上药加水 600 毫升, 武火煎沸后, 改用文火续煎 20 分钟, 滤其药汁约 300 毫升一次服下; 每剂水煎 2 次, 每日 1 剂。

【适应证】适用于风寒凝络型三叉神经痛。

处方 4 卡马西平

【药　名】卡马西平

【用　法】初始剂量每次 100~200 毫克, 每日 1~2 次; 逐渐增加剂量直至最佳疗效 (通常为每次 400 毫克, 每日 2~3 次), 某些患者需加至每日 1600 毫克。

【适应证】用于三叉神经痛、癫痫。

处方 5 苯妥英钠

【药　名】苯妥英钠

【用　法】口服用药, 成人常用量: 每日 250~300 毫克。开始时一次 100 毫克, 每日 2 次, 在随后 1~3 周内加至每日 250~300 毫克, 分 3 次服用。

【适应证】用于三叉神经痛、癫痫。

处方 6 加巴喷丁

【药　名】加巴喷丁

【用　法】口服用药。第 1 日一次性服用 0.3 克; 第 2 日服用 0.6 克, 分两次服完; 第 3 日服用 0.9 克, 分三次服完。

【适应证】用于治疗带状疱疹后遗神经痛。

第七节　老年痴呆症

老年痴呆症一般指的是阿尔茨海默病,这是一种发生在老年和老年前期的中枢神经系统退行性病变。此病的主要症状为记忆障碍、失语、失用、失认、视空间能力损害、抽象思维、人格和行为改变等。

老年痴呆症的发病机制是基因、生活方式和环境因素的共同结果,部分可能与特定基因的变异有关。由于此病起病隐匿,症状呈现出逐渐加重的趋势,表现为认知功能减退和非认知性神经精神症状。

处方 1　益肾健脑汤

【方　药】莱菔子、丹参、芍药各 30 克, 党参、鳖甲、龟甲、黄芪、黄精、女贞子、麦冬、全瓜蒌、川芎、熟地黄、山茱萸、菟丝子、当归、何首乌、淫羊藿、石菖蒲各 12 克。

【用　法】将上药加水煎 2 次滤汁, 混合后分 2 次口服, 宜维持治疗6~8 周。若患者阴虚火旺, 宜重用龟甲、鳖甲, 加牡丹皮、黄柏各 12 克。

【适应证】适用于老年性痴呆的防治。

处方 2　化瘀醒脑汤

【方　药】丹参 15 克, 赤芍、川芎、蒲黄、石菖蒲各 10 克, 当归 12 克,桃仁、红花、郁金各 6 克。

【用　法】将上药加水煎 2 次, 分为 2 次口服。每日 1 剂, 连服 30 剂为 1 个疗程。

【适应证】适用于老年性痴呆的防治。

处方3 地黄饮子加减

【方　药】生地黄、灯盏花各30克,石斛、麦冬、茯苓、肉苁蓉、巴戟天各15克,石菖蒲、水蛭各10克,山茱萸12克,桂枝9克,五味子、远志、淡附片(先煎)各6克。

【用　法】将上药加水400毫升,水煎浓缩成150毫升,每剂水煎2次,分2次口服,每日1剂,连用30剂为1个疗程。

【适应证】适用于防治老年性痴呆。

处方4 多奈哌齐

【药　名】盐酸多奈哌齐

【用　法】口服用药,初始用量每次5毫克,每日1次,睡前服用;并至少将初始剂量维持1个月以上,才可根据治疗效果增加剂量至每次10毫克,仍每日1次。

【适应证】适用于轻度或中度阿尔茨海默型痴呆症状的治疗。

处方5 美金刚

【药　名】盐酸美金刚

【用　法】治疗第1周的剂量为每日5毫克(每次0.5片),第2周每日10毫克(每次1片,每日1次),第3周每日15毫克(每次1.5片,每日1次),第4周开始以后服用推荐的维持剂量每日20毫克(每次2片,每日1次)。

【适应证】适用于中度至重度阿尔茨海默型痴呆。

处方6 卡巴拉汀

【药　名】卡巴拉汀

【用　法】起始剂量为3毫克/日(1.5毫克,每日2次),早、晚进餐时与食物同服, 如不耐受可分 3 次服用。

【适应证】适用于治疗轻、中度阿尔茨海默型痴呆。

第八节　脑卒中后遗症

脑卒中后遗症是指急性脑血管病发病后, 遗留的以半身不遂、麻木不仁、口眼歪斜、言语不利为主要表现的一种病症。脑卒中包括脑出血、脑栓塞、脑血栓形成、脑梗死等脑血管意外, 可以分为缺血性脑卒中与出血性脑卒中。

脑卒中后遗症的形成有两个原因: 一是脑血管外周阻力增大、血流量减少、血供不足, 致使缺血局部的能量代谢耗竭, 导致局灶性神经元坏死。二是病理代谢产物的潴留, 同时产生毒性作用, 如兴奋性氨基酸、氧自由基等会对神经元产生损伤。

处方 1　滋阴通络汤

【方　药】生地黄 30 克, 黄芪 60 克, 赤芍 24 克, 山茱萸、石斛、麦冬、肉苁蓉、石菖蒲、茯苓、地龙、当归各 15 克, 水蛭 10 克, 远志 8 克。

【用　法】先取水蛭研末吞服, 余药水煎服, 每日 1 剂。

【适应证】适用于脑卒中后遗症, 证属气阴两虚、痰瘀阻络者。

处方 2　虫类搜风散

【方　药】黄芪 40 克, 胆南星、当归、钩藤各 12 克。

【用　法】将上药加水 500 毫升, 每剂水煎 2 次, 取药汁 300 毫升左右。每日 3 次口服, 连服 20 日为 1 个疗程。

【适应证】适用于不同类型的脑卒中后遗症。

处方 3 黄连解毒汤

【方　药】黄连、黄柏、栀子、黄芩各9克。

【用　法】将上药加水煎2次,分早、晚2次温服;每日1剂,连服14剂为1个疗程。

【适应证】适用于脑卒中后遗症。

处方 4 阿司匹林

【药　名】阿司匹林

【用　法】口服用药,100毫克/次,每日1次。

【适应证】适用于脑卒中后遗症。有胃病者慎用。

处方 5 氯吡格雷

【药　名】氯吡格雷

【用　法】口服用药,25~75毫克/次,每日1次。

【适应证】适用于脑卒中后遗症。有胃病者慎用。

处方 6 他汀类药物

【药　名】阿托伐他汀

【用　法】口服用药,10~20毫克/次,每晚1次。

【适应证】适用于脑卒中后遗症伴有高脂血症,须监测肝功肌酶。

第十一章
血液系统疾病

第一节　败血症

　　败血症又称为脓毒症、全身性感染,是指各种致病菌侵入血液循环,并在血中生长繁殖,产生毒素而发生的急性全身性感染。此病一般以急性起病、寒战、高热、呼吸急促、心动过速等症状为特征。严重者可出现急性器官功能障碍,被称为重型败血症。

　　败血症本身没有特定表现,其症状在一定程度上与其他急性感染相似。病情轻者可能表现为肝脾轻度肿大,病情重者则可能出现神志改变、心肌炎、感染性休克等症状。不同致病菌引起的败血症,具有不同的特点。

处方 1　秦鳖汤加味

【方　药】秦艽、地骨皮、黄芩、银柴胡、白芍、知母各9克,生鳖甲30克,生地15克,当归、牡丹皮、青蒿各6克,乌梅3克。

【用　法】将上药置入锅中,水煎服,每日1剂。

【适应证】适用于变应性亚败血症。

处方 2　青蒿鳖甲汤加减

【方　药】青蒿、知母、生地、地骨皮、秦艽、牡丹皮、银柴胡、黄芩、白薇各9克,鳖甲、太子参各15克,川黄连2克。

【用　法】将上药置入锅中，水煎服，每日1剂。

【适应证】适用于变应性亚败血症。

处方3　犀角地黄汤加味

【方　药】水牛角60克，牡丹皮10克，赤芍12克，大青叶、黄连各9克，紫花地丁、野菊、金银花、生地、生石膏各30克（先煎），半枝莲15克。

【用　法】将上药置入锅中，水煎服，每日1剂。

【适应证】适用于败血症（疔毒走黄范畴）。

处方4　莫西沙星

【药　名】莫西沙星

【用　法】口服及静脉给药剂量相同，剂量均为400毫克/次，每日1次。

【适应证】适用于败血症、脓毒症。过敏者慎用。

处方5　哌拉西林舒巴坦

【药　名】哌拉西林舒巴坦

【用　法】静脉输液，将5克哌拉西林舒巴坦溶于0.9%氯化钠溶液中，5克/次，每日2次。至少2周。

【适应证】适用于各种败血症、脓毒症。过敏者慎用。

处方6　头孢曲松

【药　名】注射用头孢曲松

【用　法】静脉输液，将2克头孢曲松溶于100毫升0.9%氯化钠溶液中混匀，2克/次，每日1次。

【适应证】适用于各种败血症、脓毒症。过敏者慎用。

第二节 血友病

血友病是一种遗传性出血性疾病,通常在出生时即可体现,并伴随终身。其主要表现为轻微损伤后大量出血不止,尤其常见于皮下组织、肌肉和关节。此病通常由先天不足、七情所伤、饮食不节、劳倦过度等因素所致。

血友病多见于男性,其发病率在不同地区和种族间并无明显差异。在男性人群中,血友病 A 的发病率为 1/5000,血友病 B 的发病率为 1/25000。此病的发病率由于各种经济等多方面原因,在不同国家甚至同一国家的不同时期都可能存在差异。

处方 1 当归调血汤

【方　药】当归、赤芍、白及、大黄、黄柏各 9 克, 熟地、天冬各 15 克, 知母 12 克, 阿胶、川芎、牡丹皮、石斛、三七粉各 6 克。

【用　法】将上药置入锅中, 水煎服, 每日 1 剂。

【适应证】适用于血友病。

处方 2 调血四物汤

【方　药】当归、赤芍、白及各 9 克, 熟地、天冬各 15 克, 川芎、阿胶、丹皮、石斛、三七粉（单包冲服）各 6 克, 知母 12 克。

【用　法】将上药置入锅中, 水煎取汁分次温服, 每日 1 剂。

【适应证】适用于血友病。

处方 3 血友病专效方

【方　药】黄芪 60 克, 仙鹤草、木瓜、生牡蛎、党参、鹿含草、淫羊藿各 30 克, 当归、白芍各 20 克, 阿胶 15 克（烊冲）, 乳香、没药各 10 克, 三七粉 6 克（分次吞服）。

【用　法】将上药水煎 2 次, 分 2 次服, 每日 1 剂。

【适应证】适用于血友病。

处方 4　维生素 K 片

【方　药】维生素 K 片

【用　法】口服用药, 10 毫克 / 次, 每日 3 次, 严重者可以肌肉注射。

【适应证】适用于血友病有出血倾向者。

处方 5　氨甲环酸

【药　名】氨甲环酸注射液

【用　法】静脉注射或滴注: 0.25~0.5 克 / 次, 每日 0.75~2 克。

【适应证】适用于血友病有出血倾向者。

第三节　缺铁性贫血

　　缺铁性贫血是由于体内铁缺乏导致血红蛋白而引发的一种贫血病症。其病因包括需铁量增加或摄入量不足、慢性失血、胃酸不足、慢性腹泻等, 这些因素都会影响铁的吸收过程。此病多见于育龄妇女和婴幼儿中。

　　缺铁性贫血的病因在于体内铁的吸收和排泄失衡, 导致铁含量减少。多种因素可能参与其中, 包括铁的供给不足、需求过多、流失增多、吸收和利用障碍等, 这些因素相互作用, 最终导致体内铁的减少, 从而引起缺铁性贫血。

处方 1　养血饮

【方　药】土大黄 30 克, 丹参 15 克, 鸡内金 10 克。

【用　法】将上药加水 600 毫升同煎, 每剂水煎 2 次滤出, 取药汁混合一次服毕。每日 1 剂, 连服 10 剂为 1 个疗程。

【适应证】适用于气血两虚型缺铁性贫血。

处方 2 生血汤

【方　药】炙黄芪、鸡血藤、针砂、熟地、怀山药各 30 克，当归、党参
　　　　　各 20 克，杭白芍、茯苓、陈皮、生麦芽、阿胶、炒白术、制香
　　　　　附各 10 克，甘草、砂仁、紫河车粉、焙鸡内金各 6 克，煅绿
　　　　　矾 0.3 克，红枣 10 枚。

【用　法】水煎 3 次，分 3 次服，每日 1 剂，30 剂为 1 个疗程。

【适应证】适用于缺铁性贫血。

处方 3 黄芪乌梅饮

【方　药】黄芪、醋煅赭石各 30 克，党参、制首乌各 15 克，乌梅、白
　　　　　芍各 12 克，桂枝、五味子、甘草各 6 克。

【用　法】将上药加水煎 2 次，混合后分 2 次口服。每日 1 剂，以连续
　　　　　口服 3 个月为宜。

【适应证】适用于缺铁性贫血。

处方 4 琥珀酸亚铁

【药　名】琥珀酸亚铁片

【用　法】口服用药，成人每日 2~4 片，儿童每日 1~3 片，分次服用。

【适应证】适用于缺铁性贫血的预防和治疗。

处方 5 维生素 C

【药　名】维生素 C

【用　法】口服用药，1 克 / 次，每日 3 次。

【适应证】适用于缺铁性贫血，有利于铁的吸收。

处方 6 右旋糖酐铁

【药　名】右旋糖酐铁

【用　法】口服用药, 成人 50~100 毫克 / 次, 每日 1~3 次。

【适应证】适用于缺铁性贫血。

第四节　慢性白血病

　　慢性白血病又称为血癌, 是一种起源于骨髓造血细胞的恶性肿瘤。此病常见于中老年人, 其主要表现为低热、乏力、多汗、体重减轻、肝脾肿大、骨骼疼痛、贫血、出血和淋巴结肿大等症状。

　　根据病理类型, 慢性白血病可以分为慢性粒细胞白血病和慢性淋巴细胞白血病。慢性粒细胞白血病是一种涉及髓系细胞的骨髓恶性肿瘤; 慢性淋巴细胞白血病则是一种进展缓慢的 B 淋巴细胞增殖性肿瘤。

处方 1 黛香散

【方　药】青黛 30 克, 雄黄、乳香各 15 克, 麝香 0.3 克。

【用　法】将上药共研细末, 有条件可装入胶囊, 每次取 0.1~1 克口服, 每日 2 次。

【适应证】适用于慢性粒细胞性白血病, 证属热毒内蕴者。

处方 2 龙牡红黄汤

【方　药】三棱、莪术、五灵脂、槟榔、龙骨、牡蛎、海浮石各 15 克, 水红花子、瓦楞子各 30 克, 香附、三七、苏木各 10 克, 雄黄 9 克。

【用　法】将上药加水煎 2 次, 分 2 次口服, 每日 1 剂。

【适应证】适用于慢性粒细胞性白血病。

处方 3 青蒿鳖甲汤

【方　药】鳖甲 15 克, 青蒿、知母各 6 克, 生地黄 12 克, 牡丹皮 9 克。

【用　法】将上药加水 1000 毫升后同煎, 留取药汁 400 毫升, 每日分成 2 次口服, 每日 1 剂。

【适应证】适用于慢性白血病, 证属阴虚血热者。

处方 4 羟基脲

【药　名】羟基脲片

【用　法】口服用药, 每日 20~60 毫克 / 千克, 每周 2 次, 6 周为 1 个疗程。

【适应证】适用于治疗慢性粒细胞白血病。

处方 5 氟马替尼

【药　名】氟马替尼

【用　法】口服用药, 600 毫克 / 次, 每日 1 次。

【适应证】适用于治疗慢性粒细胞白血病。

第五节　过敏性紫癜

　　过敏性紫癜是一种具有毛细血管变态反应性和出血性表现的疾病。除了皮肤上的过敏性紫癜外, 还表现为皮疹、血管神经性水肿、关节炎、腹痛、过敏性肾炎, 偶尔还可能出现咯血、哮喘、胸膜炎等症状。

　　过敏性紫癜的病因是由于机体对某些致敏物质产生变态反应, 导致毛细血管脆性和通透性增加, 引起皮肤、关节、肠道和肾脏小血管的炎症和出血。此病不具有传染性, 但存在遗传倾向, 在儿童和青少年中较为常见。

处方 1 凉血解毒汤

【方　药】连翘 30 克, 生地黄、紫草各 15 克, 炒槐花、徐长卿各 12 克, 大枣 10 枚, 甘草 10 克。

【用　法】将上药加水煎 2 次, 分 2 次温服。每日 1 剂, 连用 10 剂为 1 个疗程。

【适应证】适用于过敏性紫癜。

处方 2 清营凉血汤

【方　药】紫草、地肤子、侧柏叶、野菊花各 30 克。

【用　法】将上药加水煎 2 次, 分 2 次口服, 每日 1 剂。

【适应证】适用于过敏性紫癜证属风热者。

处方 3 补阳还五汤加减

【方　药】生黄芪 20 克, 当归、赤芍、地龙、桃仁各 10 克, 川芎、红花各 5 克, 紫珠 15 克, 三七粉 6 克（分次吞服）。

【用　法】将上药置入锅中, 水煎 2 次, 分 2 次服, 每日 1 剂。

【适应证】适用于过敏性紫癜。

处方 4 非甾体消炎止痛药

【药　名】布洛芬缓释片

【用　法】口服用药, 0.3 克 / 次, 每 12 小时 1 次。

【适应证】适用于过敏性紫癜伴有轻中度的腹痛和关节痛。有胃病的患者慎用。

处方 5 环磷酰胺

【药　名】环磷酰胺

【用　法】口服用药, 每日 2~4 毫克 / 千克, 连用 10~14 日, 停用 1~2
　　　　　周后重复给药。

【适应证】适用于糖皮质激素效果不佳的过敏性紫癜, 能够改善胃肠
　　　　　道症状、关节炎症和皮疹的反复发作。

处方 6　抗过敏药物

【药　名】氯雷他定

【用　法】口服用药, 10 毫克 / 次, 每日 1 次。

【适应证】适用于皮疹和水肿严重的过敏性紫癜。

第六节　白细胞减少症

　　白细胞减少症是一种由于不明原因和继发于其他疾病后而引起的疾病, 主要分为原发性和继发性两大类。其中, 原发性白细胞减少症的原因尚不明确; 继发性白细胞减少症则由血液系统疾病、结缔组织疾病、过敏性疾病、遗传性疾病所致。

　　当白细胞计数持续低于正常值时, 表现为乏力、头晕、失眠、食欲减退等, 一般没有特异性临床表现; 当白细胞明显减少时, 往往更容易感染, 一般以泌尿系感染、上呼吸道感染居多, 少数人可能发生血液感染, 严重者甚至有可能危及生命。

处方 1　升血汤

【方　药】生黄芪、黄精、生苡仁各 30 克, 甘杞子 15 克, 补骨脂 10
　　　　　克, 炙甘草 6 克。

【用　法】将上药置入锅中, 水煎服, 每日 1 剂, 日服 2 次。

【适应证】适合于各种症型的白细胞减少症。

处方 2 养血汤加味

【方　药】柏子仁、生黄芪、狗脊（去毛）、党参、当归、白术各 15 克，茯苓、砂仁、远志、枸杞子各 12 克，炒枣仁、菟丝子各 25 克，山药 31 克，丹参 18 克。

【用　法】将上药置入锅中，水煎服，每日 1 剂。

【适应证】适用于白细胞减少症。

处方 3 温补升白汤

【方　药】鸡血藤、太子参、大红枣各 30 克，北黄芪、枸杞子各 15 克，淫羊藿、巴戟天各 10 克，草红花 5 克。

【用　法】将上药置入锅中，水煎服，每日 1 剂，日服 2 次。

【适应证】适用于原因不明的白细胞减少症。

处方 4 重组人粒细胞刺激因子注射液

【药　名】重组人粒细胞刺激因子注射液

【用　法】当中性粒细胞数降至 1000/ 立方毫米（白细胞计数 2000/ 立方毫米）以下者，每日 1 次皮下或静脉注射给药。

【适应证】适用于治疗骨髓移植后的中性粒细胞数目减少；骨髓发育不良综合征引起的中性粒细胞减少症；再生障碍性贫血引起的中性粒细胞减少症。

处方 5 利血生

【药　名】利血生

【用　法】口服用药，20 毫克 / 次，每日 3 次。

【适应证】适用于各种原因引起的白细胞减少、再生障碍性贫血等。

第七节 再生障碍性贫血

再生障碍性贫血是一种由于多种原因导致骨髓造血功能减退而引起的血液疾病。根据病因,再生障碍性贫血分为先天遗传因素和后天获得性因素;根据骨髓衰竭的严重程度和临床病程进展情况,分为重型和非重型再障以及急性和慢性再障。

再生障碍性贫血的发病机制与心、肝、脾、肾四脏密切有关,症状表现为骨髓造血细胞增生减低和外周血全血细胞减少。此病多见于青壮年,发病高峰期主要分为 15~25 岁和 60 岁以上这两个年龄组,且男性发病率高于女性。

处方 1 育真汤加味

【方 药】黄芪、制首乌、生地、炒枣仁各 30 克,党参、山药、知母各 20 克,生牡蛎、生龙骨、元参、当归各 25 克,鸡血藤 50 克,三棱、白术各 5 克,鹿角胶 10 克（烊化冲服）,丹参 15 克,鸡内金 6 克。

【用 法】将上药置入锅中,水煎服,每日 1 剂。

【适应证】适用于再生障碍性贫血。

处方 2 人参益血汤

【方 药】人参 6 克,白术 9 克,龟板胶、陈皮、木香、当归、白芍、甘草、鹿角胶、阿胶各 9 克,肉桂 3 克,龙眼肉 12 克,大枣 10 枚。

【用 法】将上药置入锅中,水煎服,每日 1 剂。

【适应证】适用于再生障碍性贫血。

处方 3 复方鹿胎膏

【方 药】鹿胎膏、当归各 10 克,党参、薏苡仁、生黄芪各 30 克,淡附子、川桂子各 6 克, 茯苓 12 克, 生地、熟地、白芍、川续断、桑寄生各 15 克, 黄精 20 克, 鸡内金 5 克。

【用　法】水煎 3 次, 分 3 次服, 每日 1 剂。

【适应证】适用于再生障碍性贫血, 证属脾肾阳虚。

处方 4　环孢素

【药　名】环孢素胶囊

【用　法】口服用药, 开始剂量按体重每日 12~15 毫克 / 千克, 1~2 周后逐渐减量, 一般每周减少开始用药量的 5%, 维持量约为每日 5~10 毫克 / 千克。

【适应证】适用于全部再障。

处方 5　雄激素

【药　名】司坦唑醇

【用　法】口服用药, 2~4 毫克 / 次, 每日 3 次。

【适应证】适用于全部再障, 是基础促造血药物。

处方 6　复方甘草酸苷

【药　名】复方甘草酸苷

【用　法】口服用药, 成人通常一次 2~3 片, 小儿一次 1 片, 每日 3 次, 可依年龄、症状适当增减。

【适应证】适用于合并肝功能受损的再障患者。

第十二章

呼吸系统疾病

第一节 哮 喘

　　哮喘一般指的是支气管哮喘,是一种慢性气道疾病。其特征是气道出现侵袭性炎症反应,症状表现为反复发作的喘息、气急、胸闷或咳嗽等。在病情严重的情况下,可能会在短时间内出现呼吸困难和低氧血症等。

　　遗传和环境是哮喘患者发病必不可少的两个因素,与气道高反应性相关。严重者可能被迫采取坐位或端坐呼吸的姿势,出现干咳或咳大量白色泡沫痰,甚至出现发绀等症状。有时,咳嗽可能是唯一的症状。

处方 1 宣肺平喘汤

【方　药】白芍、麻黄、细辛、干姜、炙甘草、桂枝各 9 克, 五味子、半夏各 11 克,石膏 6 克,葶苈子 13 克,大枣 12 枚。

【用　法】用水浸泡方药约 30 分钟, 然后用武火煎药至沸腾, 再以文火煎煮 30 分钟。温服, 每日分 3 次服用。

【适应证】适用于支气管哮喘。

处方 2 半夏桂枝汤

【方　药】半夏、柴胡、炙甘草、桂枝各 13 克, 杏仁、太子参各 11 克,白芍、干姜、五味子、黄芩各 16 克, 细辛 3 克。

【用　法】将药同煎 30 分钟, 每剂煎 2 次, 将所得药液混合。每日 1
剂, 分 2 次温服。

【适应证】适用于支气管哮喘发作期。

处方 3　清热祛痰汤

【方　药】黄芩、桑白皮各 16 克, 白果、麻黄、款冬、半夏、紫苏子、木
香、厚朴各 13 克, 甘草 5 克。

【用　法】将上药置入锅中, 水煎服, 每日 1 剂, 分 3 次服。

【适应证】适用于哮喘缓解期。

处方 4　硫酸沙丁胺醇吸入气雾剂

【药　名】硫酸沙丁胺醇吸入气雾剂

【用　法】气道吸入用药, 每次 1 揿, 每日 2 次。

【适应证】适合支气管哮喘。

处方 5　布地奈德福莫特罗粉吸入剂

【药　名】布地奈德福莫特罗粉吸入剂

【用　法】气道吸入, 用于成人哮喘维持治疗 一次 1~2 吸, 每日 2 次
（即早晨和晚间各 1~2 吸）。部分患者需要一次 4 吸, 每日
2 次。

【适应证】适合支气管哮喘。

处方 6　布地奈德吸入剂

【药　名】布地奈德吸入剂

【用　法】将 1 毫克布地奈德吸入剂加入雾化器中, 可以再加用适量
生理盐水雾化治疗。

【适应证】适合支气管哮喘。

第二节 肺 癌

肺癌起源于气管、支气管黏膜或腺体,是最常见的肺部原发性恶性肿瘤。此病常伴有发热、咯痰、咯血、胸痛、口干咽燥、五心烦热、潮热、盗汗、消瘦、舌红少苔、脉细数等症状。肺癌本身并没有传染性,但存在一定的家族聚集性和遗传易感性。

根据组织病理学特点的不同,可以将肺癌分为非小细胞癌和小细胞癌。其中,非小细胞肺癌包括腺癌和鳞癌两个亚型。肺癌的致病因素涉及吸烟、职业暴露、空气污染、电离辐射、饮食、遗传、肺部病史等多方面。

处方 1 化痰行瘀汤

【方　药】麦冬、猪苓、茯苓、炙枇杷叶、沙参、五味子各 16 克,鱼腥草、白花蛇舌草、生黄芪、地龙、莪术、女贞子各 28 克,川贝母、干蟾皮各 8 克。

【用　法】将上药置入锅中,水煎服,每日 1 剂,每日 2 次,早、晚各 1 次。

【适应证】适用于肺癌。

处方 2 消癌散结汤

【方　药】生天南星、生半夏各 28 克,川贝母、杏仁、青黛、海蛤粉各 13 克,白英、漏芦各 18 克,桔梗、甘草各 6 克,瓜蒌 50 克。

【用　法】水煎服,每日 1 剂,每剂分 2 次服用,每次约 200 毫升。3 剂为 1 个疗程,一般用 2 个疗程。

【适应证】适用于各期肺癌出现咳嗽、咳白痰、神疲乏力、胸闷气短等症状。

处方 3 清热透络汤

【方　药】 鳖甲（先煎）、生地各 18 克, 天花粉、百合、青蒿各 16 克, 知母、丹皮各 13 克, 蚤休、白花蛇舌草各 28 克。

【用　法】 水煎服, 每日 1 剂, 每日分 2 次服, 15 剂为 1 个疗程。

【适应证】 适用于肺癌证属阴虚内热、肺阴亏损。

处方 4 依托泊苷

【药　名】 依托泊苷

【用　法】 口服用药。单用: 一般每日 60~100 毫克 / 平方米, 连用 10 日, 每 3~4 周重复。联合化疗: 每日 50 毫克 / 平方米, 连用 3 日或 5 日。

【适应证】 适用于治疗小细胞肺癌。

处方 5 伊立替康

【药　名】 盐酸伊立替康

【用　法】 在单药治疗中（对既往接受过治疗的患者）, 本品的推荐剂量为 350 毫克 / 平方米, 静脉滴注 30~90 分钟, 每 3 周给药 1 次。在联合治疗中（对既往未接受过治疗的患者）, 建议 180 毫克 / 平方米, 每 2 周给药 1 次。

【适应证】 适用于治疗小细胞肺癌。

处方 6 顺铂

【药　名】 顺铂

【用　法】 通常采用静脉滴注方式给药。给药前 2~16 小时和给药后至少 6 小时之内, 必须进行充分的水化治疗。顺铂须用生理盐水或 5% 葡萄糖溶液吸收静脉滴注。

【适应证】 适用于治疗小细胞肺癌与非小细胞肺癌。

第三节 肺 炎

肺炎是一种肺泡、远端气道和肺间质的感染性炎症。从狭义上讲，肺炎通常由细菌、病毒和其他病原体等因素感染引起。其中，细菌性和病毒性肺炎是最为常见的类型。广义上讲，肺炎是由病原微生物、理化因素、免疫损伤、过敏及药物所致。

肺炎的常见症状包括咳嗽、咳痰，有时痰液可能会呈现浓稠或含有血丝，并伴有呼吸急促、呼吸困难等典型症状。肺炎的体征和症状的严重程度因年龄、细菌类型和整体健康状况等因素而异。

处方 1 芦根生脉汤

【方　药】芦根、麦冬、鱼腥草各 18 克，沙参、桃仁、冬瓜仁各 16 克，人参、五味子、黄芩各 13 克，薏苡仁、酒军、甘草各 5 克。

【用　法】将上药置入锅中，水煎服，每日 3 次，每日 1 剂。

【适应证】适用于肺炎。

处方 2 肺气郁闭汤

【方　药】生石膏 28 克，鱼腥草、海蛤粉、金银花、杏仁、前胡、北沙参各 13 克，木蝴蝶 5 克，川贝母、橘红各 6 克。

【用　法】水煎服，每日 1 剂，取汁 400 毫升，分 2~3 次口服，并根据患者年龄体重调整药量。

【适应证】适用于支原体肺炎，证属闭肺痰热证。

处方 3 散寒化饮汤加味

【方　药】白术、茯苓、法半夏、桔梗、白芍、陈皮各 13 克，麻黄、干姜各 7 克，太子参 18 克，细辛 3 克，蒲公英 11 克，五味子、甘草各 5 克。

【用　法】水煎服，每日1剂，每日2次，分早、晚各服1次。

【适应证】适用于各种肺炎。

处方4　莫西沙星

【药　名】莫西沙星

【用　法】口服及静脉给药剂量相同，剂量均为400毫克/次，每日1次。

【适应证】适用于社区获得性肺炎。过敏者慎用。

处方5　哌拉西林舒巴坦

【药　名】哌拉西林舒巴坦

【用　法】静脉输液，将哌拉西林舒巴坦溶于0.9%氯化钠溶液中，5克/次，每日2次。至少2周。

【适应证】适用于肺炎链球菌肺炎。过敏者慎用。

处方6　头孢曲松

【药　名】注射用头孢曲松

【用　法】静脉输液，将头孢曲松溶于100毫升生理盐水中混匀，2克/次，每日1次。

【适应证】适用于社区获得性肺炎。过敏者慎用。孕妇、儿童可以用。

第四节　支气管扩张

支气管扩张又称为支气管扩张症，是一种具有特征性的支气管化脓性疾病。此病的发生源于支气管及其周围肺组织慢性化脓性炎症和纤维化，导致支气管壁的肌肉和弹性组织受损，进而引起支气管的持久性扩张和变形。

支气管扩张的致病因素包括支气管感染、阻塞以及牵拉，个别情况与先天遗传因素有关。大多数支气管扩张是由于呼吸道感染和支气管阻塞引起的。一旦发生支气管化脓性炎症，就会在咳嗽时出现大量脓痰、咯血等症状。

处方 1 镇冲止血汤

【方　药】赭石（先煎）60 克，生地黄、太子参各 30 克，桑白皮 12 克，百合、白及各 15 克，阿胶（烊化）、侧柏炭各 10 克，藕节 7 枚。

【用　法】将上药加水煎汤，每日早、晚各服 1 次。每日 1 剂，连用 1 个月为 1 个疗程，重症者须连服 3 个疗程。

【适应证】适用于支气管扩张、咯血明显者。

处方 2 清金止血汤

【方　药】白及 30 克，桑白皮、仙鹤草、侧柏叶各 15 克，黄芩、川牛膝各 12 克，栀子 10 克，三七粉 6 克。

【用　法】将上药加水煎 2 次，混匀后分早、晚 2 次口服，每日 1 剂。

【适应证】适用于支气管扩张。

处方 3 活血宁络汤

【方　药】鱼腥草、太子参各 28 克，黄芩、金银花、连翘、栀子、桑白皮、胆南星、半夏、川贝母、沙参、麦冬各 16 克。

【用　法】水煎服，每日 1 剂，分 3 次服，连服 21 天为 1 个疗程。

【适应证】适用于支气管扩张。

处方 4 止咳治疗

【药　名】氢溴酸右美沙芬糖浆

【用　法】口服用药，15~30 毫克 / 次，每日 3~4 次。

【适应证】适合支气管扩张以及其他肺部疾病导致的咳嗽。过敏者慎用。

处方5 祛痰治疗

【药　名】盐酸氨溴索

【用　法】口服用药，10毫克/次，每日3~4次。

【适应证】适合支气管扩张以及其他肺部疾病导致的痰多咳嗽。

处方6 止血治疗

【药　名】云南白药

【用　法】口服用药，1~2粒/次，每日3~4次。

【适应证】适合支气管扩张引起的反复咯血。

第五节　肺源性心脏病

　　肺源性心脏病是由于支气管、肺、胸廓或肺血管的病变导致肺血管阻力增加，引起肺动脉高压，最终导致右心室结构和（或）功能改变的疾病。此病发展较为缓慢，除了原有的肺和胸部疾病的各种症状和体征外，还会出现肺、心功能衰竭以及其他器官损害的征象。

　　肺源性心脏病在我国是一种常见且多发的疾病，常表现为呼吸衰竭和心力衰竭，影响生活质量，还可能缩短寿命。根据起病的急缓和病程的长短，肺源性心脏病被分为急性肺心病和慢性肺心病两类，其中以慢性肺心病更为多见。

处方1 通阳散水汤

【方　药】制附子片16克，茯苓11克，白术、桂枝、白芍药、炙甘草、生姜各9克。

【用　法】先煎附片1小时，再与余药浸泡30分钟，再煎30分钟。每日1剂, 将2次煎出的药液混合, 日服2次。

【适应证】适用于肺源性心脏病。

处方2 益气活血汤加减

【方　药】鱼腥草、茯苓、了哥王各28克, 桂枝、苏子、福寿草、桔梗、射干各9克, 白术6克, 代赭石11克。

【用　法】水煎服, 每日1剂, 每日2次, 早、晚温服。

【适应证】适用于慢性肺源性心脏病, 证属寒热错杂者。

处方3 化瘀清肺救心汤

【方　药】沙参、桃仁、紫苏子、全瓜蒌各13克, 红参、当归、降香各9克, 丹参16克, 茯苓18克, 紫河车6克。

【用　法】加水500毫升先煎, 开后再文火煎30分钟, 取汁150毫升; 加水300毫升二煎, 开后再文火煎20分钟, 取汁100毫升。两煎汁混合, 分2次口服, 每日1剂。

【适应证】适用于肺源性心脏病。

处方4 利尿剂

【药　名】托拉塞米

【用　法】口服用药, 5~10毫克/次, 每日1~2次。

【适应证】适合肺源性心脏病引起的心力衰竭, 尿少。需要监测血电解质, 监测出入量。

处方5 祛痰治疗

【药　名】盐酸氨溴索

【用　法】口服用药, 10毫克/次, 每日3~4次。

【适应证】适合于肺心病缓解期有痰液的患者。

处方 6 头孢类抗生素

【药　名】头孢克洛

【用　法】口服用药, 250~500 毫克 / 次, 每 8 小时 1 次, 重症感染者可以剂量加倍, 但每日不超过 4 克。

【适应证】适用于肺心病患者肺部感染时。

第六节　急性支气管炎

急性支气管炎是由病毒或细菌感染、理化刺激、发生变态反应等引起的气管、支气管黏膜急性炎症。此病起病较急, 好发于秋冬季。发病初期主要表现为上呼吸道症状, 包括鼻塞、流涕、声音嘶哑等, 同时伴有咳嗽、咳痰等典型症状。

急性支气管炎是最为常见的疾病之一, 人群中发病率较高, 通常是散发性的, 并没有流行倾向。它常在寒冷季节或气温骤降时发生, 也可能是急性上呼吸道感染迁延不愈所致。此外, 冷空气、空气污染、过敏反应等因素也可能导致此病的发生。

处方 1 二百汤

【方　药】百部、百合各 20 克, 全瓜蒌、白茅根各 30 克。

【用　法】将上药加水 600 毫升, 水煎 2 次, 分 2 次口服, 每日 1 剂, 连服 8 剂为 1 个疗程。

【适应证】适用于急性支气管炎。

处方 2 清肺调降汤

【方　药】连翘 16 克, 桔梗 11 克, 金银花、鱼腥草、大青叶、石膏、芦根各 28 克, 炒杏仁、黄芩、知母、瓜蒌皮、桑白皮、甘草各 13 克。

【用　法】将上药置入锅中, 水煎服。每日 1 剂, 分 2 次服, 早、晚各
　　　　　1 次。

【适应证】适用于支气管炎、急性气管炎。

处方 3 降气化痰汤

【方　药】杏仁、桔梗、白前各 13 克, 麻黄 4 克, 百部 16 克, 玄参 18
　　　　　克, 花椒、五味子各 2 克。

【用　法】将上药水煎服, 每日 1 剂, 每日 2 次, 早、晚分服, 观察
　　　　　3~7 日。

【适应证】适用于风寒袭肺兼痰湿阻肺证之急性支气管炎。

处方 4 祛痰治疗

【药　名】盐酸氨溴索

【用　法】口服用药, 10 毫克 / 次, 每日 3~4 次。

【适应证】适合于急性支气管炎有痰液的患者。

处方 5 抗生素治疗

【药　名】头孢克洛

【用　法】口服用药, 250~500 毫克 / 次, 每 8 小时 1 次, 重症感染者
　　　　　可以剂量加倍, 但每日不超过 4 克。

【适应证】适用于急性支气管炎。过敏者慎用。

处方 6 止喘治疗

【药　名】硫酸沙丁胺醇吸入气雾剂

【用　法】气道吸入用药, 每次 1 揿, 每日 2 次。

【适应证】适合急性支气管炎以及其他肺部疾病导致的气喘。过敏者
　　　　　慎用。

第七节　慢性支气管炎

　　慢性支气管炎是一种由感染或非感染因素导致的气管、支气管黏膜及其周围组织的慢性非特异性炎症。此病起病缓慢，病程较长，每年发病持续 3 个月或更长时间，且连续发作 2 年或 2 年以上。其典型症状包括咳嗽、咳痰，可能伴有喘息、气急等呼吸系统症状。

　　慢性支气管炎多见于中老年人，常在气温寒冷的秋季或感冒后发病。其发病与慢性刺激密切相关，长期暴露于吸烟、有害粉尘、烟雾、大气污染等刺激因素可能是其主要原因。此外，病毒、细菌或致敏源、气候变化等也会引发慢性支气管炎。

处方 1　慢支灵

【方　药】瓜蒌皮 15 克，麻黄、杏仁、陈皮、北沙参、板蓝根各 10 克，茯苓 20 克，半夏、炙甘草、芥子、紫苏子、莱菔子各 6 克。

【用　法】将上药加水煎 2 次，混匀后分 2 次口服。每日 1 剂，连用 10 剂为 1 个疗程。

【适应证】适用于慢性支气管炎。

处方 2　清疏养肝加减方

【方　药】陈皮、半夏、党参、当归各 16 克，茯苓 18 克，炙甘草、杏仁、附子、干姜各 13 克，细辛 3 克，地龙、五味子各 11 克。

【用　法】水煎服，每日 1 剂，每日 2 次，早、晚各 1 次。

【适应证】适用于慢性支气管炎。

处方 3　加味金水六君煎

【方　药】熟地黄 20 克，茯苓、虎杖各 15 克，当归、半夏、陈皮、川贝母、党参各10克, 甘草6克。

【用　法】将上药加水煎2次, 混匀后分2~3次口服, 每日1剂或隔日1剂。

【适应证】适用于慢性支气管炎迁延期, 证属肺肾两虚、痰浊阻肺。

处方4 金水宝

【药　名】金水宝

【用　法】口服用药, 一次4片（每片0.42克）, 每日3次。

【适应证】适合慢性支气管炎。

处方5 止喘治疗

【药　名】硫酸沙丁胺醇吸入气雾剂

【用　法】气道吸入用药, 每次1揿, 每日2次。

【适应证】适合支气管炎以及其他肺部疾病导致的气喘。过敏者慎用。

处方6 祛痰治疗

【药　名】盐酸氨溴索

【用　法】口服用药, 10毫克/次, 每日3~4次。

【适应证】适合于慢性支气管炎的患者。

第八节　阻塞性肺气肿

　　阻塞性肺气肿通常指的是肺气肿, 是一种慢性肺病。此病的特征在于肺部呼吸细支气管远端, 包括呼吸细支气管、肺泡管、肺泡囊和肺泡的气道弹性减退, 持续异常含气量过多、过度膨胀、充气和肺容积增大, 同时伴有气道壁破坏的病理状态。

　　肺气肿的发展与慢性吸烟、空气污染等因素有关。根据病变的解剖学部位，肺气肿可分为肺泡性肺气肿和间质性肺气肿两类。肺泡性肺气肿的病变发生于肺腺泡，而间质性肺气肿通常是由于胸部外伤或肋骨骨折引起的。

处方 1 消痰平喘散

【方　药】葶苈子、莱菔子各 11 克，白芥子 2 克，丹参 28 克，苏子、沉香、瓜蒌皮、茯苓、薤白各 13 克，生地 16 克，半夏 18 克，当归、降香、陈皮各 5 克。

【用　法】水煎服，每日 1 剂，分 2 次服。

【适应证】适用于阻塞性肺气肿。

处方 2 纳气平喘汤

【方　药】细辛、五味子各 3 克，茯苓 11 克，肉桂、当归、甘草各 6 克，干姜、紫苏、半夏、前胡各 9 克，地龙 16 克。

【用　法】水煎服，每日 1 剂，取汁 400 毫升，早、晚 2 次分服。

【适应证】适用于肺气肿。

处方 3 纳肾助阳汤加减

【方　药】生地黄 23 克，山药 16 克，麦冬 11 克，山茱萸、五味子、瓜蒌皮、薤白、补骨脂各 13 克，肉桂 3 克（后下）。

【用　法】水煎服，每日 1 剂，分 3 次服。

【适应证】适用于慢性阻塞性肺气肿。

处方 4 止喘治疗

【药　名】硫酸沙丁胺醇吸入气雾剂

【用　法】气道吸入用药，每次 1 揿，每日 2 次。

【适应证】适合慢性阻塞性肺病以及其他肺部疾病导致的气喘。过敏者慎用。

处方 5　布地奈德福莫特罗粉吸入剂

【药　名】布地奈德福莫特罗粉吸入剂（信必可都保）

【用　法】气道吸入，信必可都保 80 微克 /4.5 微克 / 吸：1~2 吸 / 次，每日 2 次。

【适应证】适合慢性阻塞性肺病。

处方 6　布地奈德吸入剂

【药　名】布地奈德吸入剂

【用　法】将 1 毫克布地奈德吸入剂加入雾化器中，可以再加用适量生理盐水雾化治疗。

【适应证】适合慢性阻塞性肺病。

第九节　肺间质纤维化

肺间质纤维化大多是由病毒所致，主要包括腺病毒、呼吸道合胞病毒、流感病毒、副流感病毒、麻疹病毒等。其中，以腺病毒和流感病毒引起的间质性肺炎较多见，常形成坏死性支气管炎及支气管肺炎，病程迁延会演变为慢性肺炎。

肺间质纤维化多发于 50 岁以上的成年人，男性患病率高于女性。其症状包括干咳、呼吸困难等，多数人可听到吸气性爆裂音，以双肺底部为主，三分之一以上的患者可能会出现杵状指。

处方 1　益气养阴汤

【方　药】麦冬、玉竹、苦杏仁各 13 克，炙桑皮、地骨皮各 16 克，川百合 28 克, 生地土 2 克, 生甘草、黄苏、南沙参、北沙参、白僵蚕各 11 克。

【用　法】将上药置入锅中, 水煎服, 每日 1 剂, 分 3 次温服。

【适应证】适用于弥漫性肺间质纤维化症。

处方 2　肺肾亏虚方

【方　药】麦冬、太子参、紫菀、女贞子各 16 克, 五味子、黄精、杏仁、紫苏叶、地龙、橘红、黄芩、丹参、淫羊藿、菟丝子、山茱萸、枸杞子各 13 克, 鱼腥草 23 克, 川芎 8 克。

【用　法】水煎服, 每日 1 剂, 每日 2 次, 分早、晚服。

【适应证】适用于肺间质纤维化, 证属肺肾亏虚、气阴两虚、络脉瘀阻证。

处方 3　润肺平喘汤

【方　药】陈皮、半夏、干姜、苏子、白芥子、白果、桔梗各 13 克, 茯苓、浙贝各 18 克, 穿山龙、黄芪各 28 克, 砂仁、山药、淫羊藿、甘草各 16 克。

【用　法】水煎服。每日 1 剂, 每日 2 次, 分早、晚服用, 30 剂为 1 个疗程。

【适应证】适用于肺间质纤维化。

处方 4　莫西沙星

【药　名】莫西沙星

【用　法】口服及静脉给药剂量相同, 剂量均为 400 毫克 / 次, 每日 1 次。

【适应证】适用于肺间质纤维化合并感染时。过敏者慎用。

处方 5 糖皮质激素

【药　名】泼尼松龙

【用　法】口服用药，30~40 毫克 / 次，每日 1 次，连续数周后随着症
状好转可以减量，一般减至 5~10 毫克。注意，药物减量时
要逐渐减量。

【适应证】适用于肺间质纤维化，可以治疗急性加重患者。

第十三章
循环系统疾病

第一节　冠心病

　　冠心病的全称是冠状动脉粥样硬化性心脏病,有时也被称为缺血性心脏病。这是一种由于冠状动脉及其分支发生粥样硬化而导致管腔狭窄或阻塞的疾病,从而引起血液供应不足、心肌缺血和缺氧,最终引发心脏病的一种情况。

　　冠状动脉是唯一供给心脏血液的血管,其形态类似冠状,因而得名。此病多见于 40 岁以上的成年人,而且男性的发病年龄早于女性。临床上将冠心病可分为心绞痛、急性冠状动脉功能不全、急性心肌梗死、充血性心力衰竭、隐性冠心病以及心律失常等多种类型。

处方 1　葛红汤

【方　药】丹参 30 克,赤芍 15 克,葛根、当归、红花、川芎、菊花、羌活、党参、麦冬、五味子各 10 克。

【用　法】将上药加水煎 2 次,取汁约 300 毫升,分成 2 次温服,每日 1 剂。

【适应证】适用于冠心病心绞痛、心律失常等。

处方 2　益气化瘀方

【方　药】丹参、黄芪各 15 克,决明子 30 克,葛根、太子参、茯神各

9 克, 炙远志 6 克, 降香 2.4 克, 石菖蒲 4.5~6 克, 琥珀末
(冲) 1.5 克。

【用　法】每剂水煎 2 次取汁, 分 2 次口服, 每日 1 剂。

【适应证】适用于冠心病。

处方 3　加味四妙勇安汤

【方　药】当归、玄参、丹参、金银花、甘草各 30 克。

【用　法】将上药加水煎 2 次, 分 2 次口服, 每日 1 剂。

【适应证】适用于冠心病。

处方 4　阿司匹林

【药　名】阿司匹林

【用　法】口服用药, 100 毫克 / 次, 每日 1 次。

【适应证】适用于冠心病患者。有胃病者慎用。

处方 5　氯吡格雷

【药　名】氯吡格雷

【用　法】口服用药, 25~75 毫克 / 次, 每日 1 次。

【适应证】适用于冠心病患者。有胃病者慎用。

处方 6　他汀类药物

【药　名】阿托伐他汀

【用　法】口服用药, 10~20 毫克 / 次, 每晚 1 次。

【适应证】适用于冠心病伴有高脂血症, 须监测肝功肌酶。

第二节 心肌炎

心肌炎是指心肌出现局限性或弥漫性的急性或慢性炎症性病变。根据病因的不同,可以将心肌炎分为感染性心肌炎和非感染性心肌炎;根据病情的轻重,可以将心肌炎分为普通急性心肌炎和暴发性心肌炎。

心肌炎的常见病因是病毒感染。除病毒之外,细菌、真菌、螺旋体、原虫、蠕虫等感染也可能引起心肌炎,但相对较为罕见。此外,一些药物、毒物、放射、结缔组织病、血管炎、结节病等非感染因素也可能会导致心肌炎。

处方 1 风心汤

【方　药】桂枝、黄芪各 30 克, 生姜 3 克, 防风、炙甘草各 9 克, 薤白、当归各 12 克, 大枣、白术、熟附片、枳壳各 15 克。

【用　法】将上药置入锅中, 水煎服, 每日 1 剂。

【适应证】适用于风湿性心肌炎。

处方 2 心肌炎汤

【方　药】板蓝根 20 克, 生地、元胡、木香各 6 克, 大青叶、茯神、珍珠母各 15 克, 黄芩、沙参、麦冬、柏子仁各 10 克, 炙甘草 3 克。

【用　法】水煎 3 次, 分 3 次服, 每日 1 剂, 15 剂为 1 个疗程。

【适应证】适用于病毒性心肌炎。

处方 3 二黄温胆汤

【方　药】黄芪 60 克, 黄连、姜半夏、茯苓、茯神、姜竹茹、炒枳壳、生甘草各 10 克, 陈皮 5 克, 大枣 5 枚, 生姜 3 片。

【用　法】将上药加水煎 2 次取汁, 混合后分 2 次口服, 每日 1 剂。

【适应证】适用于急性病毒性心肌炎。

处方 4 营养心肌药物

【药　名】辅酶 Q10

【用　法】口服一次 10~20 毫克, 每日 2~3 次; 肌肉注射或者静脉注射一次 5~10 毫克, 每日 1 次。

【适应证】适合任何心肌受损患者。过敏者慎用。

处方 5 促进心肌病变恢复

【药　名】大剂量高浓度维生素 C

【用　法】静脉输液, 10%~12.5% 维生素 C 溶液, 100~200 毫克 / 次, 每日 1 次。

【适应证】适合任何心肌受损患者。过敏者慎用。

第三节　肺心病

　　肺心病的全称是肺源性心脏病, 其病因在于支气管、肺、胸廓或肺血管的病变导致肺血管阻力增加, 最终引起肺动脉高压导致右心室结构和（或）功能的改变。此病发展缓慢, 除原有肺、胸疾病的各种症状和体征外, 还可能出现肺、心功能衰竭及其他器官损害等征象。

　　根据发病速度和病程长短, 可以将肺心病分为急性肺心病和慢性肺心病两类。慢性肺源性心脏病的病程发展缓慢, 表现为呼吸困难、心悸、食欲下降等症状。相比之下, 急性肺源性心脏病病程发展迅速, 表现为乏力、晕厥、心绞痛等症状。

处方 1 强心汤

【方　药】红参、麦冬各 15 克, 茯苓、白术各 25 克, 炮附子、细辛、桂枝各 10 克, 白芍、丹参各 20 克, 麻黄 3 克, 五味子、甘草各 6 克, 生姜 3 片。

【用　法】将上药置入锅中, 水煎 2 次, 分 2 次服, 每日 1 剂。

【适应证】适用于肺心病, 心功能不全。

处方 2 纳气平喘汤

【方　药】茯苓、白术、紫石英、磁石、熟地各 15 克, 五味子、香橼、鸡内金各 9 克, 山萸肉 12 克, 生山药 30 克, 沉香 3 克（冲服）, 熟附片、紫河车各 6 克。

【用　法】将上药置入锅中, 水煎汤分 2~3 次服, 每日 1 剂。

【适应证】适用于肺心病。

处方 3 肺心益元汤

【方　药】炙黄芪、川桂枝、炒白术、山萸肉、当归、茯苓、炒枳实、远志、杏仁、五味子、炙甘草、全瓜蒌各 10 克, 细辛、三七粉各 3 克, 陈皮、制附片各 6 克, 生地、熟地各 15 克, 红枣 5 枚。

【用　法】水煎 3 次, 分 3 次服, 每日 1 剂, 30 剂为 1 个疗程, 连服 2~3 个疗程。

【适应证】适用于慢性肺心病。

处方 4 利尿剂

【药　名】托拉塞米

【用　法】口服用药, 5~10 毫克 / 次, 每日 1~2 次。

【适应证】适合肺源性心脏病引起的心力衰竭, 尿少。需要监测血电解质, 监测出入量。

处方 5　祛痰治疗

【药　名】盐酸氨溴索

【用　法】口服用药, 10 毫克 / 次, 每日 3~4 次。

【适应证】适合于肺心病缓解期有痰液的患者。

处方 6　头孢类抗生素

【药　名】头孢克洛

【用　法】口服用药, 250~500 毫克 / 次, 每 8 小时 1 次, 重症感染者可以剂量加倍, 但每日不超过 4 克。

【适应证】适用于肺心病患者肺部感染时。

第四节　心律失常

心律失常是指由于心脏兴奋波发送紊乱或传导受阻, 导致心跳失去正常的节律。此病的常见症状为窦性心动过速、窦性心动过缓、窦性心律不齐、窦性停搏、阵发性心动过速、心房颤动等。

根据主要病因, 可以将心律失常分为遗传性和后天获得性。遗传性会使个体在基因水平上更容易发生心律失常; 后天获得性则包括生理性因素和病理性因素。同时, 除心脏之外的器官发生结构或功能改变, 也可能成为诱发心律失常的因素。

处方 1　宁心汤

【方　药】生黄芪、玉竹各 30 克, 苦参 15 克, 丹参 12 克, 炙甘草 3 克, 磁石 60 克（先煎）。

【用　法】将上药置入锅中, 水煎 2 次, 分 2 次服, 每日 1 剂。

【适应证】适用于心律失常。

处方 2　石英调心汤

【方　药】丹参、党参、生地各 15~30 克, 紫石英 20~30 克, 麦冬、川
芎各 10~15 克, 炙甘草 9 克, 连翘 10 克, 桂枝 3~6 克。

【用　法】将上药置入锅中, 水煎 2 次, 分 2 次服。

【适应证】适用于各种早搏。

处方 3　复方生脉汤

【方　药】麦冬、黄芪、白术、白芍、枳壳、陈皮、木香各 9 克, 丹参、青
龙齿各 15 克, 五味子 6 克, 琥珀粉 1.5 克（冲服）, 党参、
山药各 12 克, 炒薏苡仁 30 克。

【用　法】将上药置入锅中, 水煎服, 每日 1 剂。

【适应证】适用于病毒性心肌炎后遗症之频繁早搏。

处方 4　酒石酸美托洛尔

【药　名】酒石酸美托洛尔

【用　法】口服用药, 12.5~25 毫克 / 次, 每日 2 次, 效果不佳可以加
量, 注意监测心率。

【适应证】适用于窦性心动过速。

处方 5　富马酸比索洛尔片

【药　名】富马酸比索洛尔片

【用　法】口服用药, 47.5~95 毫克 / 次, 每日 1 次。

【适应证】适用于窦性心动过速。

处方 6 稳心颗粒

【药　名】稳心颗粒

【用　法】口服用药，将药物溶于适量温水中服用，1 袋 / 次，每日
3 次。

【适应证】适用于窦性心律不齐。

第五节　心肌梗死

心肌梗死一般指急性心肌梗死，是一种因冠状动脉急性阻塞
而导致心肌缺血坏死的急性疾病，属于急性冠脉综合征范畴。此病
主要表现为突然发作，心前区会有压榨性疼痛或憋闷感，且常伴有
濒死的感觉。

心肌梗死的发病因素较多，包括任何导致血栓形成、冠状动脉
痉挛或狭窄的因素。常见的诱发因素包括剧烈运动、过度疲劳、暴
饮暴食、情绪波动以及便秘时用力排便等。这些因素可能导致冠状
动脉的血流减少，增加血栓形成的风险，从而引发此病。

处方 1 活心通脉方

【方　药】黄芪 10~28 克，丹参 15~28 克，三七 6~13 克，郁金、生蒲
黄各 11 克，川芎、枳壳、淫羊藿各 13 克，当归、瓜蒌皮、生
山楂、葛根各 16 克。

【用　法】将上药水煎服，每日 1 剂，每日 2 次，早、晚分服。

【适应证】适用于心肌梗死。

处方 2 黄芪养心汤

【方　药】丹参、黄芪、黄精、赤芍、麦冬各 16 克，西洋参、五味子、川
芎、檀香、砂仁、炙甘草各 13 克，桂枝 6 克。

【用　法】将药物用水 800 毫升浸泡 30 分钟, 文火煎取 200 毫升;
　　　　　二煎加水 600 毫升取汁 200 毫升。两煎药汁兑匀, 分 2 次
　　　　　于早、晚饭后 1.5 小时温服, 每日 1 剂。

【适应证】适用于心肌梗死。

处方 3　生脉散加减

【方　药】党参 10~15 克（或人参 6~10 克）, 麦冬、五味子、延胡索
　　　　　各 10 克, 丹参 30 克, 赤芍 10~15 克。

【用　法】将上药加水煎 2 次取汁后混合, 分 2 次口服, 每日 1 剂。服
　　　　　药越早越好, 连用 4~6 周为 1 个疗程。

【适应证】适用于急性心肌梗死。

处方 4　阿司匹林

【药　名】阿司匹林

【用　法】口服用药, 100 毫克 / 次, 每日 1 次。

【适应证】适用于冠心病心肌梗死患者。有胃病者慎用。

处方 5　氯吡格雷

【药　名】氯吡格雷

【用　法】口服用药, 25~75 毫克 / 次, 每日 1 次。

【适应证】适用于冠心病心肌梗死患者。有胃病者慎用。

处方 6　他汀类药物

【药　名】阿托伐他汀

【用　法】口服用药, 10~20 毫克 / 次, 每晚 1 次。

【适应证】适用于冠心病心肌梗死伴有高脂血症, 需监测肝功肌酶。

第六节 高血压病

高血压又称为血压升高,是最常见的慢性病。高血压指的是血液在血管中流动时对血管壁造成的压力值持续高于正常水平的现象。此病的发生是由于小动脉病变逐渐演变为动脉硬化的病理过程。

高血压病分为临界高血压[血压为 141~159/91~94mmHg（mmHg 为非法定单位, 1mmHg ≈ 0.133Kpa）]和临床高血压（血压超过 160/95mmHg）。在病发早期,会出现头痛、头晕、颈部发硬、心悸、耳鸣、易怒等症状。随着疾病的加剧,会导致全身小动脉硬化、外周阻力增加、血压升高等发生变化。

处方 1 罗布麻煎

【方　药】罗布麻叶 4~6 克。

【用　法】将上药先用开水冲泡, 当茶频饮。每日 1 剂, 以持续用药 2~6 个月为宜。

【适应证】适用于原发性高血压。

处方 2 七子汤加味

【方　药】枸杞子、沙苑子、桑葚、菟丝子、桑寄生各 12 克, 女贞子、钩藤各 15 克, 金樱子 9 克, 决明子 24 克, 白芍 20 克。

【用　法】将上药置入锅中, 水煎服, 每日 1 剂。

【适应证】适用于肝肾阴虚型高血压。

处方 3 益肾降压汤

【方　药】生黄芪 30~45 克, 黄精、女贞子、淫羊藿、杜仲、泽泻、桑寄生各 15~30 克, 怀牛膝 12~20 克。

【用　法】将上药加水煎 2 次, 混合后分服, 每日 1 剂。可以酌情调整药量，以连服 7~8 周为宜。

【适应证】适用于老年性高血压病。

处方 4　钙通道阻滞剂

【药　名】硝苯地平控释片

【用　法】口服，30~60 毫克 / 次，每日 1 次。

【适应证】适用于高血压，可能出现头痛、面部潮红等副作用。

处方 5　酒石酸美托洛尔

【药　名】酒石酸美托洛尔

【用　法】口服用药，12.5~25 毫克 / 次，每日 2 次，效果不佳可以加量，注意监测心率。

【适应证】适用于高血压，窦性心动过速。

处方 6　替米沙坦

【药　名】替米沙坦

【用　法】口服用药，80~160 克 / 次，每日 1 次。

【适应证】适用于高血压。

第七节　低血压病

　　低血压是指血压低于正常水平，并伴随一些相应的临床症状。此病在女性中较为常见，尤其是在体质比较弱时，常无自觉症状。但在其他情况下会出现头痛、头晕、疲倦、心悸或心前区不适等症状。

　　根据起病形式，将低血压分为急性低血压和慢性低血压。急性低血压多见于大出血、急性心肌梗死、阵发性快速心律失常、严重创伤、感染、过敏等急性疾病；慢性低血压多见于生理性低血压、某些慢性消耗性疾病等。

处方 1 调压汤

【方　药】党参、炙甘草、柴胡、炒白术、桔梗、醋香附、当归、葛根、鹿角胶、枸杞子各 10 克，熟地、麦芽各 30 克，炙黄芪、炒枳壳、山萸肉各 15 克，升麻、陈皮、砂仁各 6 克，细辛 3 克，红枣 5 枚，生姜 5 片。

【用　法】水煎 3 次，分 3 次服，每日 1 剂，30 剂为 1 个疗程。

【适应证】适用于低血压。

处方 2 当归阿胶汤

【方　药】当归、黄精、炙首乌各 50 克，阿胶 30 克（烊冲），川芎、桂枝各 15 克，熟地 20 克，黄芪 100 克，炙甘草 10 克，山药 100 克，砂仁 5 克（后下）。

【用　法】将上药置入锅中，水煎 3 次，分 3 次服，每日 1 剂。

【适应证】适用于低血压。

处方 3 四君升陷汤加减

【方　药】党参 30 克，生地黄 20 克，白术、茯苓、知母、桔梗、升麻、柴胡各 10 克，甘草 6 克。

【用　法】将上药煎服，分早、晚 2 次温服，每日 1 剂。

【适应证】适用于低血压、体位性低血压。

处方 4 α1 肾上腺素受体激动剂

【药　名】盐酸米多君

【用　法】口服用药，起始剂量 2.5 毫克，每日 2~3 次。

【适应证】适用于体位性低血压,服用期间可能出现皮疹、寒战等症状。肝肾功能不全慎用,哺乳期慎用。

处方5 盐皮质激素

【药　名】氟氢可的松

【用　法】口服用药, 0.1毫克/日, 每日1次。

【适应证】适用于体位性低血压。可能会造成水钠潴留、低钾等不良反应,肝病患者需要减量。

第八节　充血性心力衰竭

充血性心力衰竭通常是指心力衰竭,又称为心功能不全。此病的病因是心脏排血功能的减退,导致心脏无法将足够的血液送达全身,从而影响到各个器官和组织的正常功能。这一过程与心肌损伤、冠状动脉疾病、高血压、心脏瓣膜病变等密切有关。

在临床上,充血性心力衰竭的表现因心脏排血功能减退的程度、速度、持续时间以及机体代偿功能的不同而各异,可能表现为昏厥、休克、急性肺水肿和心脏骤停等症状。昏厥是由于脑血流量减少导致的,而休克则是机体对血流不足的一种严重反应。

处方1 心竭康

【方　药】黄芪30克,党参、茯苓各15克,白术12克,葶苈子、汉防己各10克,制附子、苏木各9克,椒目5克,桂枝、陈皮各6克。

【用　法】将上药加水煎2次,分2次口服,每日1剂,连服28剂为宜。

【适应证】适用于心阳虚衰、血脉瘀滞、水饮内停型充血性心力衰竭。

处方 2 强心汤

【方　药】黄芪 50 克, 丹参 30 克, 山茱萸 15 克, 红参、葶苈子各 9
　　　　克, 甘草 5 克。

【用　法】将上药加水煎 2 次混匀, 每日早、晚 2 次分服, 每日 1 剂。
　　　　6~8 日为 1 个疗程。

【适应证】适用于充血性心力衰竭。

处方 3 心衰合剂

【方　药】葶苈子、桑白皮、丹参、车前子、生黄芪、太子参各 30 克,
　　　　麦冬、泽泻各 15 克, 五味子、当归各 10 克。

【用　法】将上药加水煎 2 次, 分 2 次口服, 每日 1 剂。

【适应证】适用于充血性心力衰竭。

处方 4 利尿剂

【药　名】托拉塞米

【用　法】口服, 起始剂量为 5 毫克 / 次, 每日 1~3 次。

【适应证】适用于伴有水肿尿量减少的心力衰竭, 长期应用利尿剂应
　　　　警惕电解质紊乱。

处方 5 扩张血管药物

【药　名】单硝酸异山梨酯缓释片

【用　法】口服, 30 毫克 / 次, 每日 1 次。

【适应证】适用于合并心绞痛高血压的心力衰竭, 警惕头痛等副作用,
　　　　监测血压变化。

处方 6 β 受体拮抗剂

【**药 名**】琥珀酸美托洛尔缓释片

【**用 法**】口服，47.5~95 毫克 / 次，每日 1 次。

【**适应证**】适用于合并高血压心率增快的心力衰竭。监测心率变化，心率低于 60 次 / 分钟慎用。

第九节 病态窦房结综合征

　　病态窦房结综合征简称病窦综合症，是一种由于窦房结起搏功能或窦房结传导功能减退而引起的缓慢型心律失常。此病的发生可能与冠心病、心肌炎、风湿性心脏病、充血性心肌病和全身胶原性疾病有关。

　　病窦综合征的典型症状表现为发作性头晕、乏力、心悸和运动耐力下降等。轻者表现为心悸、记忆力减退、乏力和运动量下降，重者可能会引起心绞痛、少尿、晕厥等。

处方 1 增脉煎

【**方 药**】党参、制附子（先煎 2 小时）、炙黄芪各 75 克，丹参 50 克，麦冬 40 克，麻黄 25 克，淫羊藿、炙甘草各 30 克。

【**用 法**】先将细辛和麻黄蒸馏并取汁 50 毫升，再把余药水煎浓缩至450 毫升。两液混匀，每次取 40~50 毫升口服，每日 4 次。

【**适应证**】适用于病窦。

处方 2 加味生脉散

【**方 药**】人参（或党参）20 克，附子（先煎 2 小时）、五味子、桃仁、炙甘草各 10 克，丹参、麦冬各 15 克。

【**用 法**】将上药加水煎 2 次，早、晚分 2 次温服。每日 1 剂，连服 15

剂为 1 个疗程, 以治疗 4~6 个疗程为宜。

【适应证】适用于气阴两虚型病窦。

处方 3 麻附细甘汤

【方　药】麻黄 3~4.5 克, 制附子（先煎 2 小时）6~9 克, 细辛 3 克,
甘草 4.5~6 克。

【用　法】将上药置入锅中, 每剂水煎 2 次, 分 2 次口服, 每日 1 剂。

【适应证】适用于病窦。

处方 4 阿托品

【药　名】阿托品

【用　法】口服用药, 0.3~0.6 毫克 / 次, 每日 3 次。可根据病情静脉
注射, 0.3~0.5 毫克 / 次, 每日 0.5~3 毫克。

【适应证】适用于病态窦房结综合征。支气管哮喘、重度心力衰竭
慎用。

处方 5 异丙肾上腺素

【药　名】异丙肾上腺素

【用　法】舌下含服, 10~15 毫克 / 次, 每日 3 次; 气雾剂吸入,
0.1~0.4 毫克 / 次。

【适应证】适用于病态窦房结综合征, 气雾剂重复使用的间隔时间不
应少于 2 小时。心绞痛, 甲状腺功能亢进和嗜铬细胞瘤患
者慎用。

处方 6 抗栓治疗

【药　名】华法林

【用　法】起始剂量为 1 毫克 / 次, 根据 INR 值调整剂量, 每日 1 次。

【适应证】适用于病窦综合征患者合并心房扑动或心房颤动时, 须加用华法林抗栓, 服药期间严格遵循医嘱剂量执行, 并根据国际标准化比值调整用药。

第十四章

泌尿系统疾病

第一节 肾 炎

肾炎是一种涉及免疫介导、炎症介质（如细胞因子、活性氧等）参与的肾脏疾病，其最终结果是导致肾固有组织发生炎性改变，引起不同程度的肾功能减退。此病是由多种病因引起的，而在慢性过程中也可能涉及非免疫、非炎症机制。

肾炎主要表现为乏力、腰部疼痛、纳差、肉眼血尿、水肿、高血压、肾功能异常、充血性心力衰竭等症状。根据发病原因，将肾炎分为原发性肾小球肾炎与继发性肾小球肾炎；根据病程急缓，将肾炎分为急性肾炎与慢性肾炎，又称为慢性肾小球肾炎。

处方 1 驱邪化湿方

【方　药】苍术、黄柏、泽泻、茯苓、滑石各 10 克，白茅根、薏苡仁、车前子各 20 克，蒲公英 15 克，木通 5 克。

【用　法】将上药置入锅中，水煎服，每日 1 剂。

【适应证】适用于肾炎水肿消退后的调理。

处方 2 导赤汤加味

【方　药】生地、木通、萹蓄、海金沙、石韦各 12 克，大蓟、小蓟、白茅根各 30 克，甘草梢 6 克，竹叶 9 克。

【用　法】将上药置于锅中, 水煎服, 每日1剂。

【适应证】适用于急性肾炎（血淋）。

处方3 真武汤加减

【方　药】黄芪、熟附子各6克, 防己9克, 桂枝5克, 丹参30克, 茯苓、淫羊藿、党参、当归各15克。

【用　法】将上药置入锅中, 水煎服, 每日1剂。

【适应证】适用于慢性肾炎。

处方4 利尿减轻水肿

【药　名】氢氯噻嗪

【用　法】口服, 12.5~25毫克/次, 每日1次。

【适应证】适用于肾病原因引起的水肿。监测出入量, 必要时可以静脉给药呋塞米强力利尿。

处方5 降低尿蛋白

【药　名】缬沙坦

【用　法】口服, 40~80毫克/次, 每日1次。

【适应证】适用于高血压合并有尿蛋白。对于尿蛋白＜1克/天的患者, 血压控制在130/80mmHg以下。对于尿蛋白＞1克/天的患者, 血压控制在125/75mmHg以下。

处方6 抗感染治疗

【药　名】阿莫西林

【用　法】口服, 0.5克/次, 每日2次。

【适应证】可根据细菌类型和药敏结果选择抗生素, 经常反复发作的慢性感染灶，如扁桃体炎、龋齿等应予以清除。青霉素过敏者禁用。

第二节　尿毒症

尿毒症是急慢性肾衰竭的晚期阶段，通常指慢性肾脏病的第四期和第五期。在这一阶段，肾脏无法发挥正常的功能，导致水、电解质、酸碱平衡紊乱和肾脏内分泌功能失调。此外，还会出现代谢废物和毒性物质在体内积累，引发一系列症状和体征，进而形成尿毒症。

尿毒症的病因分为原发性、继发性和遗传性肾脏病三类。原发性肾脏疾病是指直接影响肾脏本身的疾病，如慢性肾小球肾炎；继发性肾脏疾病是由其他疾病或因素引起的，如糖尿病肾病或高血压肾病；遗传性肾脏疾病则是由遗传因素引起的肾脏问题，如多囊肾等。

处方 1　复肾汤

【方　药】黄柏、大黄（后下）、黑丑、杏仁、干姜、桂枝、远志、蒲公英、丁香、甘草、五味子、黄芩各10克，生地35克，知母20克，枸杞50克，黄芪、党参、白芍、瞿麦各15克，柴胡5克。

【用　法】将上药水煎2次服，每日1剂。

【适应证】适用于慢性肾炎尿毒症。

处方 2　护肾消衰汤

【方　药】炙黄芪、益母草、怀山药各30克，潞党参、生地、山萸肉、泽泻、白茯苓、牡丹皮、五味子、巴戟天、淫羊藿、五加皮、麦冬、水红花籽、苏叶各10克，水蛭、地鳖虫各3克，白花蛇舌草 15 克, 防风、蝉衣各 6 克。

【用　法】水煎, 分 3 次服, 每日 1 剂, 1 个月为 1 个疗程, 连服 2~3 个疗程, 后期制丸药服用。

【适应证】适用于尿毒症前期症尤宜。

处方 3　温阳降浊汤加味

【方　药】茅根、生牡蛎各 30 克, 熟附片 10~15 克, 大黄 10~15 克, 法半夏 10~15 克, 泽泻 15~30 克, 生姜 10~15 克, 谷、麦芽各 12 克, 陈皮、厚朴各 10 克, 茯苓、连翘、牵牛子、钩藤、白术各 15 克。

【用　法】将上药置入锅中, 水煎服, 每日 1 剂, 连服 3 日。

【适应证】适用于尿毒症。

处方 4　碱化尿液

【药　名】碳酸氢钠

【用　法】口服, 0.5~1 克 / 次, 每日 3 次。

【适应证】适应于尿液 pH < 5 的患者, 或血气总 pH < 7.3 的患者根据病情, 必要时静脉输液碳酸氢钠碱化尿液。

处方 5　治疗贫血

【药　名】重组人促红细胞生成素

【用　法】皮下注射, 4000 单位 / 次, 每周 2~3 次。

【适应证】适用于血红蛋白 < 100 克 / 升。心脏负荷增加时, 心力衰竭时慎用。

处方 6 调节钙磷平衡

【药　名】碳酸钙

【用　法】口服, 0.6 克 / 次, 每日 2 次。

【适应证】适用于尿毒症合并低钙血症, 监测血钙磷浓度, 监测血甲
　　　　　状旁腺激素浓度维持在 150~300 皮克 / 毫升。

第三节　膀胱炎

　　膀胱炎是指由细菌感染以及其他非细菌感染因素引起的膀胱
炎性病变。尤其是细菌性膀胱炎最为常见, 其主要症状包括尿频、
尿急、尿痛以及下腹部疼痛等, 可能伴有血尿或脓尿。女性相较于
男性更容易患上膀胱炎。

　　急性膀胱炎起病急, 会出现尿频、尿急、尿痛等症状, 病程相
对较短。在及时治疗的情况下, 可以在 1 周左右缓解症状。慢性膀
胱炎则起病较为缓慢, 会反复出现尿频、尿急、尿痛等症状, 而且
持续时间较长, 难以迅速恢复。

处方 1 大黄平淋丸

【方　药】大黄（研细末）52 克, 鲜鸡蛋 200 克。

【用　法】先将鸡蛋打成蛋液, 与大黄粉调匀成面团、搓成颗粒状。加
　　　　　水煎沸后, 再上笼屉蒸约 8 分钟, 烘干后分装备用, 每粒约
　　　　　3 克。治疗时, 每次 1 粒口服, 每日 3 次。

【适应证】适用于急、慢性肾盂肾炎、膀胱炎等。

处方 2 加味白头翁汤

【方　药】白头翁、秦皮、黄柏、黄连、黄芩各 9 克, 车前子、制大黄 12
　　　　　克, 半边莲、蒲公英各 15 克。

【用　法】 将上药加水 500 毫升浸泡 40~60 分钟, 用慢火煎煮 2 次, 每次煎成药汁 200 毫升左右, 混合后分早、晚 2 次口服。每日 1 剂, 连用 10 剂为 1 个疗程。

【适应证】 适用于由大肠杆菌、变形杆菌、金黄色葡萄球菌等引起的急性尿路感染。

处方 3　旋车汤治膀胱炎

【方　药】 旋花茄、车前草各 15 克。

【用　法】 将以上两味药切碎水煎服, 每日 1 剂, 分 3 次温服。

【适应证】 适用于膀胱炎、尿道炎引起的尿急、尿频、尿痛。

处方 4　左氧氟沙星

【药　名】 左氧氟沙星

【用　法】 口服, 0.5 克 / 次, 每日 1 次。过敏者禁用, 18 岁以下儿童禁用。

【适应证】 适用于膀胱炎, 若口服药物效果欠佳, 要及时静脉输液治疗, 同时可以尿液细菌培养。喹诺酮类药物过敏者慎用。

处方 5　碱化尿液

【药　名】 碳酸氢钠

【用　法】 口服, 0.5~1 克 / 次, 每日 3 次。

【适应证】 适用于有膀胱结石的患者, 必要时可以输液碳酸氢钠碱化尿液。

处方 6　头孢羟氨苄

【药　名】 头孢羟氨苄

【用　法】 口服, 1 克 / 次, 每日 2 次, 使用 3 天, 调整剂量为 0.5 克 / 次, 每日 2 次, 共用 7~10 日。

【适应证】适用于膀胱炎。若口服药物效果欠佳, 要及时静脉输液治疗, 头孢类药物过敏者慎用。

第四节 泌尿系感染

泌尿系感染又称为尿路感染, 是一种病原体在尿路中生长、繁殖而引起的感染性疾病。病原体的范围包括细菌、支原体、衣原体、病毒等多种类型。在通常情况下, 泌尿道感染主要指由细菌引起的尿路感染。

泌尿系感染的典型症状为尿频、尿急、尿痛, 有时还伴有肉眼可见的血尿、腰痛等局部症状, 也可同时出现发热、寒战等全身性症状。此病的症状可能会因个体差异、感染程度和病原体种类而有所不同。对于泌尿生殖道结构、功能异常者, 可能会伴有其他相关症状。

处方 1 泌感汤

【方　药】大青叶 30 克, 蒲公英、旱莲草各 15 克, 川续断、怀牛膝各 12 克, 川黄柏、知母、滑石、连翘各 10 克, 栀子 6 克, 甘草、海金沙各 3 克。

【用　法】将上药置入锅中, 水煎服, 每日 1 剂。

【适应证】适用于急性泌尿系感染。

处方 2 劳淋清化汤

【方　药】赤芍、生黄芪、生地、银花、小蓟各 30 克, 当归尾、野菊花、败酱草、紫背天葵、生甘草、紫花地丁、乌药各 15 克, 川楝子、桃仁、蒲公英、虎杖各 10 克, 琥珀粉 2 克（冲服）, 升麻、水蛭各 6 克。

【用　法】将上药置入锅中, 水煎分 3 次服, 每日 1 剂, 30 剂为 1 个
　　　　　疗程。

【适应证】适用于慢性尿路感染。

处方 3　僵蚕四白汤

【方　药】白僵蚕、桑白皮、阿胶各 9 克, 白果 5 粒（打碎）, 白茅根、
　　　　　黄芪各 30 克, 地肤子、当归各 15 克, 熟地 12 克, 肉桂
　　　　　5 克。

【用　法】将上药置入锅中, 水煎服, 每日 1 剂。

【适应证】适用于慢性肾盂肾炎。

处方 4　左氧氟沙星

【药　名】左氧氟沙星

【用　法】口服, 0.5 克 / 次, 每日 1 次。过敏者禁用, 18 岁以下儿童
　　　　　禁用。

【适应证】适用于泌尿系感染, 若口服药物效果欠佳, 要及时静脉输
　　　　　液治疗, 同时可以尿液细菌培养。喹诺酮类药物过敏者
　　　　　慎用。

处方 5　碱化尿液

【药　名】碳酸氢钠

【用　法】口服, 0.5~1 克 / 次, 每日 3 次。

【适应证】适用于有膀胱结石的泌尿系感染者, 必要时可以输液碳酸
　　　　　氢钠碱化尿液。

处方 6 头孢羟氨苄

【药　名】头孢羟氨苄

【用　法】口服, 1 克 / 次, 每日 2 次, 使用 3 天, 调整剂量为 0.5 克 /
次, 每日 2 次, 共用 7~10 日。

【适应证】适用于泌尿系感染, 若口服药物效果欠佳, 要及时静脉输
液治疗, 头孢类药物过敏者。

第五节　糖尿病肾病

　　糖尿病肾病作为糖尿病微血管并发症之一,是由长期患有糖
尿病引起的肾脏结构和功能损害。此病的特征包括大量蛋白尿、高
血压和水肿等症状。其发病机制涉及多方面,包括高血糖导致的微
血管病变、异常细胞因子分泌、氧化应激和纤维化等。

　　糖尿病肾病的发病受到多个因素的影响,包括糖尿病的病程、
血糖水平、血压水平以及血脂等。有效地管理糖尿病至关重要,
包括良好的血糖、血压和血脂控制,同时需要采取措施保护肾脏
功能。

处方 1 保肾汤加减

【方　药】黄芪 30 克, 党参、丹参、泽兰、益母草各 20 克, 生地黄、山
药、麦冬、枸杞子、白术、茯苓各 15 克, 川芎、熟附子各 6
克, 乌药、益智仁各 3 克。

【用　法】将上药加水 800 毫升煎汁, 每日 1 剂, 分早、晚 2 次分服,
30 剂为 1 个疗程。

【适应证】适用于糖尿病肾病。

处方 2　藿朴夏苓汤加减

【方　药】丹参、茯苓、益母草各 15 克，藿香、厚朴、半夏、淡豆豉各
　　　　　 12 克，白花蛇舌草 20 克，砂仁 5 克，酒大黄 3 克。

【用　法】将上药加水煎，分早、晚 2 次分服，每日 1 剂。

【适应证】适用于糖尿病肾病。

处方 3　益气养阴化瘀汤

【方　药】生黄芪、山药各 20 克，玄参、丹参、赤芍、茜草各 15 克，党
　　　　　 参、生地黄、麦冬、泽兰、山茱萸各 10 克。

【用　法】将上药加水 800 毫升煎汁，分早、晚 2 次口服，每日 1 剂。

【适应证】适用于糖尿病肾病。

处方 4　氯沙坦

【药　名】氯沙坦

【用　法】口服用药，50~100 毫克 / 次，每日 1 次。

【适应证】适用于糖尿病肾病合并高血压时。

处方 5　替米沙坦

【药　名】替米沙坦

【用　法】口服用药 80~160 克 / 次，每日 1 次。

【适应证】适用于糖尿病肾病合并高血压时。

第六节　泌尿系结石

　　泌尿系结石又称为尿结石，通常是由草酸盐、磷酸盐、尿酸盐
等在泌尿系统沉积所引起的。一般而言，肾结石多形成于肾盂或肾

盏,并且向下输送至输尿管和膀胱,真正原发于膀胱的尿结石相对较为罕见。

泌尿系结石常见于 20~40 岁的男性中。其症状包括腰腹部剧痛或绞痛,伴随尿频、尿急、排尿困难或排尿中断等。有时还可能伴有血尿、脓尿等症状。此病的形成与多种因素有关,包括饮食、遗传因素、尿液成分异常等。

处方 1 补肾溶石汤

【方　药】金钱草 100 克, 石韦、王不留行、鸡内金、芒硝、琥珀各 30 克, 川续断、杜仲、滑石各 20 克, 延胡索、牛膝各 15 克, 石榴树根、木香 10 克。

【用　法】将上药加水煎 2 次, 分 2 次口服。每日 1 剂, 连用 20 剂为 1 个疗程。

【适应证】适用于肾结石。

处方 2 化石利尿合剂

【方　药】金钱草 45 克, 鸡内金 10 克, 虎杖、滑石、车前草、海金沙藤各 25 克。

【用　法】将上药煎成合剂约 500 毫升, 装瓶备用。治疗时, 每次 25 毫升口服, 每日 3 次, 连续治疗 1~2 个月为宜。

【适应证】适用于各种泌尿系结石。

处方 3 抗感染治疗

【药　名】左氧氟沙星

【用　法】口服, 0.5 克 / 次, 每日 1 次。过敏者禁用, 18 岁以下儿童禁用。

【适应证】适用于泌尿系结石导致泌尿系感染。若口服药物效果欠佳, 要及时静脉输液治疗, 喹诺酮类药物过敏者慎用。

处方 4 解痉止痛治疗

【药　名】洛索洛芬片

【用　法】口服，60~120 毫克 / 次，每日 3 次。

【适应证】适用于泌尿系结石导致肾绞痛的患者。有胃溃疡的患者慎用。

处方 5 促进结石排出

【药　名】盐酸坦索罗辛缓释胶囊

【用　法】0.2~0.4 毫克 / 次，每日 1 次，饭后服用，适用于成人。

【适应证】适用于前列腺增生以及输尿管结石。可能出现的不良反应：头晕，蹒跚感等症状。注意不要嚼碎胶囊内的颗粒。

第七节　急性肾小球肾炎

急性肾小球肾炎简称急性肾炎，是一种以急性肾炎综合征为主要表现的疾病。此病在小儿和青少年中发病率较高，偶见于老年人，而且男性多于女性。它还常见于链球菌感染后，其他细菌、病毒、寄生虫等感染亦可引发此病。

急性肾炎的发病机制为链球菌感染所诱发的免疫反应，导致肾小球内炎症细胞浸润，最终导致肾脏受损。此病的典型症状包括突发的血尿、蛋白尿、水肿和高血压。病情轻者可能没有明显的症状，重者则可能表现为少尿型急性肾衰竭。

处方 1 茅坤汤

【方　药】白茅根 60 克，益母草、泽泻、半边莲各 25 克，车前子、猪苓各 20 克。

【用　法】将上药加水煎 2 次, 分早、晚 2 次口服, 每日 1 剂。

【适应证】适用于急性肾小球肾炎。

处方 2　滋肾汤加味

【方　药】防风、杏仁各 12 克, 生石膏、知母各 30 克, 黄柏、车前子各 9 克, 肉桂、甘草各 3 克, 麻黄 6 克, 蝉衣、竹叶、桔梗各 10 克。

【用　法】将上药置入锅中, 水煎 2 次, 分 2 次服, 每日 1 剂。

【适应证】适用于急性肾小球肾炎。

处方 3　复方益肾合剂

【方　药】生黄芪 15 克, 半边莲、半枝莲、茜草、蒲黄、丹参各 9 克。

【用　法】将上药加水煎 2 次, 分 2 次口服, 每日 1 剂。也可制成口服液或颗粒状冲剂, 每次 1 包冲服, 每日 2~3 次。

【适应证】适用于急性肾小球肾炎。

处方 4　抗感染治疗

【药　名】哌拉西林舒巴坦钠

【用　法】静脉输液, 将 5 克药物溶于 100 毫升 0.9% 氯化钠溶液混匀, 每 8 小时 1 次。10~14 日为 1 个疗程。

【适应证】适用于急性肾小球肾炎。过敏者慎用。

处方 5　氢氯噻嗪片

【药　名】氢氯噻嗪片

【用　法】口服用药, 12.5~25 毫克 / 次, 每日 1 次, 根据患者尿量调整。白天服用。

【适应证】适用于急性肾小球肾炎伴有少尿患者。

处方 6 氯沙坦片

【药　名】氯沙坦片

【用　法】口服用药, 50~100 毫克 / 次, 每日 1~2 次。

【适应证】适用于急性肾小球肾炎合并高血压患者, 需要监测血压。

第八节　慢性肾小球肾炎

　　慢性肾小球肾炎简称慢性肾炎, 是指由各种病因引起的双侧肾小球弥漫性或局灶性炎症病变。此病的起始病因多为免疫介导炎症, 也可能由疾病感染如感冒、尿路感染等引起, 可发生于任何年龄, 但以青中年为主, 男性多见。

　　慢性肾炎多数起病缓慢隐袭、病程绵长。此病症状表现呈多样性, 主要为蛋白尿、血尿、高血压、水肿等。此外, 还伴有不同程度的肾功能减退, 病情时轻时重, 病程迁延, 可能会逐渐发展为慢性肾衰竭。

处方 1 黄芪粥

【方　药】糯米 60 克, 生黄芪、生薏苡仁各 30 克, 赤小豆 15 克, 鸡内金末 9 克, 金橘饼 2 枚。

【用　法】将上药用水 600 毫升略泡, 先煎煮黄芪 30 分钟, 去渣后再加入薏苡仁、赤小豆, 续煮 30 分钟, 随后下入鸡内金、糯米, 煮熟成粥分次饮服, 随后再嚼服金橘饼 1 枚, 每日 1 剂。

【适应证】适用于慢性肾小球肾炎。

处方 2 清利健脾汤

【方　药】半枝莲、白花蛇舌草、藕节各 30 克, 墨旱莲、白术、山药各
　　　　15 克。

【用　法】将上药加水煎 2 次, 分 2 次口服。每日 1 剂, 连用 2 个月为
　　　　1 个疗程。

【适应证】适用于以血尿为主的 IgA 肾病。

处方 3 健脾补肾固精汤

【方　药】山药、菟丝子各 30 克, 黄芪、党参、白术、熟地黄、白芍、车
　　　　前子、芡实、金樱子各 15 克, 山茱萸 12 克, 甘草 6 克。

【用　法】将上药加水煎 2 次取汁, 混合后分早、晚 2 次口服。每日 1
　　　　剂, 连服 30 剂为 1 个疗程。

【适应证】适用于慢性肾小球肾炎。

处方 4 氢氯噻嗪片

【药　名】氢氯噻嗪片

【用　法】口服, 12.5~25 毫克 / 次, 每日 1 次, 根据患者尿量调整。
　　　　白天服用。

【适应证】适用于慢性肾小球肾炎合并尿少患者。

处方 5 益肾化湿颗粒

【药　名】益肾化湿颗粒

【用　法】口服, 10 克 / 次, 每日 3 次。

【适应证】适用于慢性肾小球肾炎合并蛋白尿的患者。

处方 6 尿毒清颗粒

【**药 名**】尿毒清颗粒

【**用 法**】温开水冲服, 每日 4 次。6 点、12 点、18 点各服用 5 克（1 袋）, 22 点时服用 10 克（2 袋）, 每日最大服用量 8 袋, 也可以另定服药时间, 但两次服药间隔勿超过 8 小时。

【**适应证**】适用于慢性肾小球肾炎合并肌酐升高的患者。

第十五章

消化系统疾病

第一节 便 秘

便秘是指每周排便少于 3 次,粪便干结,排便困难。此病主要由于粪便在消化道中移动过慢或无法有效清除时,导致粪便脱水、变硬和干燥,从而引发排便困难的情况。此外,年龄的增长、不良的生活方式、心理压力等也是导致便秘发生的因素。

根据是否存在器质性病变,将便秘分为器质型便秘和功能型便秘。器质型便秘是由于消化道结构或功能问题引起的,如肠梗阻、结直肠肿瘤等;功能型便秘则是由肠道运动功能异常引起的,不涉及明显的器质性问题。

处方 1 参杞冲剂

【方　药】玄参、麦冬各 9 克, 枸杞子 12 克。

【用　法】将上药用开水约 500 毫升加以冲泡, 于餐后分 3 次饮服。

【适应证】适用于肠燥型便秘。

处方 2 滋补润肠膏

【方　药】黄芪、白术各 30 克, 当归、肉苁蓉、桑葚各 15 克, 黑芝麻、火麻仁各 12 克。

【用　法】将上药制成膏药, 每次 25 毫升口服, 每天早、晚各服 1 次,连续治疗 1 个月为 1 个疗程。

【适应证】适用于习惯性便秘。

处方 3 加味理胃承气汤

【方　药】党参 60 克, 杏仁、芒硝（后溶）各 15 克, 大黄、甘草各 7 克。

【用　法】将上药加水 600 毫升, 煎至 200~300 毫升, 分 2 次口服。

【适应证】适用于老年性便秘。

处方 4 乳果糖口服液

【药　名】乳果糖口服液

【用　法】口服, 10~30 毫升 / 次, 每日 1~3 次, 根据情况调整剂量。

【适应证】适用于各种便秘。

处方 5 潘立酮片

【药　名】潘立酮片（吗丁啉）

【用　法】口服, 5~10 毫克 / 次, 每日 2~3 次, 餐前 15~30 分钟服用。

【适应证】适用于胃肠动力弱导致的便秘。

处方 6 润肠通便药物

【药　名】聚乙二醇 4000 散

【用　法】口服, 将每袋内容物溶于至少 50 毫升水中服用, 1 袋 / 次, 每日 1~2 次。

【适应证】适用于各种便秘。

第二节 肝硬化

肝硬化是常见的慢性进行性肝病，由一种或多种病因长期或反复作用形成的弥漫性肝损害。此病在早期通常表现为隐匿的症状，不易察觉。随着病情的发展，晚期常出现各种严重症状和并发症，如循环障碍、脾脏肿大、腹水、黄疸及内分泌功能紊乱等。

肝硬化的病因多种多样，大致分为病毒性肝炎、慢性酒精性肝病、非酒精性脂肪性肝病、长期胆汁淤积、药物或毒物、肝脏血液循环障碍、遗传和代谢性疾病、免疫紊乱、寄生虫感染等。其中，病毒性肝炎和慢性酒精性肝病是主要的致病因素之一。

处方 1 解毒活血方

【方　药】赤芍、丹参各 30 克，枸杞子、黄芪各 15 克，八月札、藤梨根、红花、灵芝各 10 克，连翘 9 克。

【用　法】将上药加水煎 2 次，分 2 次口服。每日 1 剂，连服 30 剂为 1 个疗程。

【适应证】适用于肝硬化、慢性肝炎等。

处方 2 三仙胃苓汤加味

【方　药】生山楂、熟山楂各 180 克，炒麦芽 21 克，泽泻、醋香附、丹参、炒神曲、苍术、白术、猪茯苓各 15 克，姜厚朴 12 克，甘草 6 克，嫩桂枝、青皮、陈皮、制附片各 9 克，何首乌、莱菔子各 30 克。

【用　法】将上药置入锅中，水煎服，每日 1 剂。

【适应证】适用于脂肪性肝硬化。

处方 3 恩替卡韦

【药　名】恩替卡韦

【用　法】空腹口服，0.5 毫克 / 次，每日 1 次。

【适应证】适用于病毒性肝炎、肝硬化。

处方 4　熊去氧胆酸胶囊

【药　名】熊去氧胆酸胶囊（优思弗）

【用　法】口服，250 毫克 / 次，每日 2~3 次。

【适应证】适用于病毒性肝炎、肝硬化导致的肝功损伤。

处方 5　水飞蓟宾葡甲胺片

【药　名】水飞蓟宾葡甲胺片

【用　法】口服，100~200 毫克 / 次，每日 3 次。

【适应证】适用于病毒性肝炎、肝硬化导致的肝功损伤。

第三节　胆囊炎

胆囊炎是一种常见的消化系统疾病，是指由胆道系统受到细菌、结石、理化因子的侵袭而引发的炎症。这种炎症可引起多种全身或局部的临床表现，包括右季肋部下方疼痛和压痛，且伴有发热、畏寒、嗳气、胃脘灼热、食欲下降等症状。

根据起病急缓的不同，胆囊炎可分为急性胆囊炎和慢性胆囊炎两种类型。急性胆囊炎通常是由于胆管梗阻和细菌感染引起的急性炎症；慢性胆囊炎一般是由于长期存在的胆囊结石导致的胆囊慢性炎症，或是急性胆囊炎反复发作而逐渐演变而来。

处方 1　清胆汤

【方　药】生黄芪 31~64 克，金钱草 62 克，满天星、白花蛇舌草、威灵仙各 31 克，柴胡 12~24 克，白芍 12~15 克，郁金 12 克，蒲公英 24~31 克, 元胡 9~12 克, 怀山药 24 克, 鸡内金 9~12 克。

【用　法】将上药置入锅中, 水煎服。每日 1 剂, 20 剂为 1 个疗程。

【适应证】适用于胆囊炎。

处方 2　胆囊消炎方

【方　药】金钱草、炒薏苡仁各 40 克, 炒白芍、槟榔、大黄、郁金各 15 克, 川楝子、延胡索各 12 克, 黄芩、青皮、陈皮、枳壳、木香、紫苏梗各 10 克, 川芎、罂粟壳各 6 克, 炙甘草 8 克。

【用　法】将上药加水煎 2 次取汁, 混合后分早、晚 2 次口服, 每日 1 剂。

【适应证】适用于急、慢性胆囊炎。

处方 3　丹栀逍遥散加减

【方　药】白芍、当归各 20 克, 栀子、茯苓各 15 克, 延胡索 12 克, 柴胡、牡丹皮、白术、川楝子各 10 克, 甘草 5 克。

【用　法】将上药加水煎 2 次取汁, 混合后分 2 次口服, 每日 1 剂。

【适应证】适用于胆囊炎、胆石症。

处方 4　熊去氧胆酸胶囊

【药　名】熊去氧胆酸胶囊（优思弗）

【用　法】口服, 250 毫克 / 次, 每日 2~3 次。

【适应证】适用于胆囊炎、胆石症。

处方 5　左氧氟沙星

【药　名】左氧氟沙星

【用　法】口服, 0.5 克 / 次, 每日 1 次。

【适应证】适用于胆囊炎、胆石症。

处方 6 洛索洛芬钠片

【药　名】洛索洛芬钠片

【用　法】60 毫克 / 次，每次 3 次，也可以根据腹痛症状调整剂量。

【适应证】适用于胆囊炎、胆石症。

第四节　胆结石

　　胆结石又称为胆石症，是消化系统中一种常见的疾病，是指在胆囊和（或）胆管内形成结石的一种疾病。此病的发生涉及多种因素，包括环境因素、遗传因素以及个体的生活方式，这些因素共同作用导致了胆结石的形成。

　　胆结石的形成常受多种因素影响，其中最常见的诱因之一是暴饮暴食以及进食油腻食物。此外，胆结石的发作还与精神紧张、劳累、抵抗力低下等情况有关。这种疾病更容易发生于肥胖、多产及 40 岁左右的女性。

处方 1 舒肝汤

【方　药】香附、郁金、枇杷叶各 10 克，枳壳 6 克，川芎 9 克，赤芍、藕节、百合各 15 克。

【用　法】将上药置入锅中，水煎分服，每日 1 剂。

【适应证】适用于胆囊炎、急慢性肝炎、慢性支气管炎、肺气肿、肋间神经痛等。

处方 2 金钱利胆汤

【方　药】金钱草 60 克，平地木、板蓝根各 30 克，枳壳、赤芍、白芍各 9 克，大黄、生甘草、柴胡各 3 克，硝矾丸 4.5 克（分吞）。

【用　法】将上药置入锅中，水煎分服，每日 1 剂。

【适应证】适用于胆囊炎、胆石症证属肝胆湿热。

处方3 疏肝利胆汤

【方　药】元胡、玄明粉、青皮、陈皮各10克,金钱草、茵陈、虎杖根、银花各30克,生大黄、郁金、柴胡、枳实、川楝子、白芍各12克。

【用　法】水煎服,每日1剂。制丸服,每次6~9克,温开水送服,每日2~3次。

【适应证】适用于胆囊炎、胆石症。

处方4 熊去氧胆酸胶囊

【药　名】熊去氧胆酸胶囊(优思弗)

【用　法】口服,250毫克/次,每日2~3次。

【适应证】适用于胆囊炎、胆石症。

处方5 左氧氟沙星

【药　名】左氧氟沙星

【用　法】口服,0.5克/次,每日1次。

【适应证】适用于胆囊炎、胆石症。

第五节　胃下垂

　　胃下垂是指人在站立时,胃小弯切迹低于髂嵴连线。这一现象是由于膈肌悬力不足,支撑内脏器官韧带松弛,或腹内压降低,腹肌松弛,导致站立时胃大弯抵达盆腔,胃小弯弧线最低点降到髂嵴联线以下。此病常伴有十二指肠球部位置的改变。

　　胃下垂的症状表现为胃肠功能低下和分泌功能紊乱,常出现饱胀不适、厌食、嗳气、便秘、腹痛等。立位时，下腹部可能会呈现出"葫芦样"外形，而胃区可能产生振水音。此外，上腹部易触到明显的腹主动脉搏动，通常伴有肝、脾、肾和结肠等器官的下垂。

处方 1 樟枳汤

【方　药】鲜樟树叶 50~80 克，枳实、黄芪各 40~60 克，炒蒲黄、桂枝、沉香各 6 克。

【用　法】将上药置入锅中，加水煎 2 次分服，每日 2 剂。

【适应证】适用于胃下垂。

处方 2 益脾强胃汤

【方　药】党参、怀山药、黄芪各 30 克，当归须 20 克，白茯苓、柴胡、炒枳实、桔梗、旋覆花、蒲公英各 10 克，黄连 3 克，炒白术、谷芽、麦芽各 15 克，陈皮、升麻、鸡内金、肉桂、甘草各 6 克。

【用　法】水煎 2 次，分 3 次服，饭前服，每日 1 剂，连服 3 个月为 1 个疗程。

【适应证】适用于胃下垂。

处方 3 乌梅磨盘汤

【方　药】乌梅、磨盘草、黄精各 30 克，赤芍、醋生地黄、醋白芍、醋枳壳各 40 克，醋熟地黄、沙参、炙甘草各 15 克。

【用　法】将上药加水煎 2 次取汁，混合后分 3 次口服；每日 1 剂，连用 10 剂为 1 个疗程。

【适应证】适用于胃下垂。

处方 4 多潘立酮片

【药　名】多潘立酮片（吗丁啉）

【用　法】口服，5~10 毫克 / 次，每日 2~3 次，餐前 15~30 分钟服用。

【适应证】适用于胃下垂。

处方 5 枸橼酸莫沙必利片

【药　名】枸橼酸莫沙必利片

【用　法】口服，5 毫克 / 次，每日 3 次，餐前 15~30 分钟服用。

【适应证】适用于胃下垂。

处方 6 乳果糖口服液

【药　名】乳果糖口服液

【用　法】口服，10~30 毫升 / 次，每日 1~3 次，根据情况调整剂量。

【适应证】适用于胃下垂。

第六节　慢性胃炎

慢性胃炎是指多种病因引起的胃黏膜慢性炎症性病变。此病涉及多种引发胃黏膜慢性炎症的病因，例如幽门螺杆菌感染、十二指肠 - 胃反流、自身免疫等。其病程较长，主要症状包括食欲减退、上腹部不适或隐痛、嗳气泛酸、恶心呕吐等。

慢性胃炎通常分为浅表性胃炎、萎缩性胃炎和肥厚性胃炎。其中，浅表性胃炎最为常见，而萎缩性胃炎往往是浅表性胃炎治疗不当或持续存在而发展演变而来，而肥厚性胃炎相对较为罕见。浅表萎缩性胃炎则是疾病发展的一个初始过渡类型。

处方 1 复萎汤

【方　药】麦冬、蒲公英各 15 克, 石斛 12 克, 玉竹、山楂各 10 克。

【用　法】将上药加水煎 3 次, 取汁约 300 毫升; 每次 100 毫升口服,
　　　　　每日 3 次, 每日 1 剂。

【适应证】适用于萎缩性胃炎。

处方 2 黄蒲胃炎汤

【方　药】黄芪 30 克, 蒲公英、丹参、白芍、百合各 20 克, 乌药、甘草、
　　　　　炒神曲、炒山楂、炒麦芽各 10 克。

【用　法】将上药加水煎 2 次, 分 2 次口服, 每日 1 剂。

【适应证】适用于慢性浅表性胃炎。

处方 3 柴芍六君子汤加减

【方　药】柴胡 5 克, 党参 20 克, 赤芍、山药各 12~20 克, 茯苓
　　　　　10~15 克, 百合、川楝子各 10 克, 三七粉、陈皮、炙甘草各
　　　　　6 克。

【用　法】将上药加水煎 2 次, 分 2 次口服, 每日 1 剂, 连用 14 剂为
　　　　　1 个疗程, 服药 4 个疗程后予以复查。

【适应证】适用于脾虚不运、肝气横逆型慢性胃炎。

处方 4 雷贝拉唑

【药　名】雷贝拉唑

【用　法】口服, 10~20 毫克 / 次, 每日 1 次。

【适应证】适用于慢性胃炎、胃溃疡。

处方5 保护胃黏膜

【药　名】硫糖铝口服混悬液

【用　法】口服，10~20毫升/次，每日2~4次，餐前1小时及睡前
　　　　　服用，服时摇匀。疗程4~6周。

【适应证】适用于慢性胃炎、胃溃疡。

处方6 铋剂

【药　名】胶体果胶铋胶囊

【用　法】口服，150~200毫克/日，每日4次，餐前1小时及睡前
　　　　　服用。

【适应证】适用于慢性胃炎、胃溃疡。

第七节　慢性结肠炎

　　慢性结肠炎是指由多种原因导致的结肠慢性炎症的综合性疾病，引起这一疾病的原因涵盖细菌、真菌、病毒等感染，遗传、免疫系统异常以及放疗等多种因素。此病的发病部位主要位于结肠，同时也可能波及到直肠等部位。

　　引起慢性结肠炎的病因十分复杂，常见病因是非特异性结肠炎、肠易激综合征、小肠吸收不良等。此病表现为大便次数增加、大便稀薄、消瘦及伴菌群失调等症状，且病程长久不愈、反复发作，以腹痛、腹泻为主要特征，可见于任何年龄。

处方1 连姜汤

【方　药】川黄连3克，炮姜炭5克，薏苡仁30克，苍术、白术、川厚
　　　　　朴、煨木香、延胡索、炒鸡内金、车前子各10克。

【用　法】将上药加水煎2次取汁，混合后分为2次口服，每日1剂

连服 30 剂为 1 个疗程。

【适应证】适用于慢性结肠炎, 尤适用于寒热夹杂型慢性泄泻。

处方 2 苍芷合剂

【方　药】苍术 30 克, 白芷 10 克, 生黄芪、白及、木香各 15 克, 三七 6 克, 黄连、干姜各 3 克。

【用　法】将上药加水 500 毫升, 两次煎为 200 毫升, 混匀后, 每日早、晚分别保留灌肠 1 次, 每日 1 剂。

【适应证】适用于慢性结肠炎。

处方 3 补脾益肾汤

【方　药】炒山药 30 克, 茯苓、菟丝子、补骨脂各 15 克, 焦陈皮、白术、焦山楂各 10 克, 肉桂 6 克。

【用　法】将上药加水煎 2 次, 分 2 次口服, 每日 1 剂, 连用 12 剂为 1 个疗程。

【适应证】适用于慢性结肠炎、过敏性肠炎。

处方 4 肠道益生菌

【药　名】复合乳酸菌胶囊

【用　法】口服, 0.66 克 / 次, 每日 2~3 次, 2 周为 1 个疗程。

【适应证】适用于肠道菌群紊乱导致的慢性结肠炎。

处方 5 肠道抗感染

【药　名】黄连素 (盐酸小檗碱)

【用　法】口服, 0.3 克 / 次, 每日 1~3 次。

【适应证】适用于肠道感染导致的慢性结肠炎。

处方 6 肠道补液

【药　名】口服补液盐

【用　法】将 5.125 克一袋量溶解于 250 毫升温开水中，随时口服，
　　　　　每日 1~3 次。

【适应证】适用于慢性结肠炎导致脱水。

第八节　急性胰腺炎

　　急性胰腺炎是一种常见的消化系统疾病，是由多种原因导致胰酶异常激活，引起胰腺组织的自身消化，严重时可引起其他器官功能障碍的疾病。此病的症状表现为突然发作的持续性上腹部疼痛，伴有恶心、呕吐、腹胀及发热等不适感。

　　急性胰腺炎的发病机制涉及胰液及其消化酶的异常激活，导致急性炎症在胰腺及其周围组织产生。此病的病因不仅包括胆道结石、炎症、蛔虫病、饮食不当、大量酗酒等因素，还可能包括感染、创伤、高脂血症、动脉粥样硬化等因素。

处方 1 清胰汤

【方　药】柴胡、白芍、生大黄（后下）各 15 克，黄芩、胡黄连、木香、
　　　　　延胡索、芒硝（冲服）各 9 克。

【用　法】将上药加水煎 2 次，分 2 次口服，每日 1 剂。

【适应证】适用于急性单纯性胰腺炎。

处方 2 加味芍甘汤

【方　药】芍药 30 克，川楝子 20 克，延胡索、柴胡各 15 克，木香、甘
　　　　　草各 10 克。

【用　法】将上药加水煎 2 次，分 2 次口服，每日 1 剂。

【适应证】适用于急性水肿型胰腺炎。

处方 3 加味大承气汤

【方　药】大黄、枳实各 10 克, 厚朴 6~8 克, 芒硝、黄芩、黄柏各
　　　　　9~10 克, 柴胡 12~16 克。

【用　法】将上药加水煎 2 次, 每次 500 毫升, 每日 2~3 剂。

【适应证】适用于急性胰腺炎。

处方 4 抑制胃酸分泌

【药　名】雷贝拉唑

【用　法】口服, 10~20 毫克 / 次, 每日 2 次。

【适应证】适用于急性胰腺炎。

处方 5 导泻清洁肠道

【药　名】33% 硫酸镁

【用　法】口服, 30~50 毫升 / 次, 每日根据病情 1~3 次。

【适应证】适用于急性胰腺炎腹胀。

处方 6 抑制胰酶分泌

【药　名】生长抑素

【用　法】静脉输液, 250~500 微克 / 小时, 维持 3~7 日。

【适应证】适用于急性胰腺炎。

第九节　消化性溃疡

消化性溃疡是一种常见的慢性消化系统疾病,其病理过程涉及在各种致病因子的作用下,黏膜发生的炎性反应,伴随坏死、脱落,最终形成溃疡,而这些病变可深达黏膜肌层或更深层次。

引起消化性溃疡的主要环节包括多个因素,其中胃酸分泌过多是关键之一。过量的胃酸可能直接损害胃黏膜,导致炎症和溃疡的形成。另一个重要因素是幽门螺杆菌感染,此种细菌的存在与消化性溃疡的发生密切相关。

处方 1　胃疡安

【方　药】黄连 20 克,沉香 20 克,白及 60 克,川贝母 10 克,三七 10 克。

【用　法】将上药按照 2:2:6:1:1 比例配伍,共研细末,制成口服胶囊,每粒约为 0.5 克。治疗时,每次 3~6 粒口服,每日 3 次。

【适应证】适用于消化性溃疡的防治。

处方 2　消溃散

【方　药】海螵蛸、白及各 60 克,浙贝母、紫河车粉、三七粉、生甘草、元胡各 30 克,蛋黄粉 100 克,吴茱萸 15 克,黄连 24 克。

【用　法】将上药共研细粉装瓶,每服 3 克,等量白糖拌服,每日服 3 次。

【适应证】适用于胃及十二指肠球部溃疡。

处方 3　黄芪建中汤加减

【方　药】黄芪 30 克,白及 15 克,党参、当归、炙甘草、炒白术、白芍各 10 克,桂枝 6 克,陈皮 5 克,生姜 9 克,大枣 5 枚,饴糖

30 克（冲服）。

【用　法】将上药水煎取液, 冲饴糖后, 早、晚空腹温服, 每日 1 剂。

【适应证】适用于十二指肠球部溃疡。

处方 4　雷贝拉唑

【药　名】雷贝拉唑

【用　法】口服, 10~20 毫克 / 次, 每日 1 次。

【适应证】适用于慢性胃炎、胃溃疡。

处方 5　保护胃黏膜

【药　名】硫糖铝口服混悬液

【用　法】口服, 10~20 毫升 / 次, 每日 2~4 次, 餐前 1 小时及睡前
服用, 服时摇匀。疗程 4~6 周。

【适应证】适用于慢性胃炎、胃溃疡。

处方 6　铋剂

【药　名】胶体果胶铋胶囊

【用　法】口服, 150~200 毫克 / 日, 每日 4 次, 餐前 1 小时及睡前
服用。

【适应证】适用于慢性胃炎、胃溃疡。